身体(カラダ)が求める運動とは何か

法則性を活かした運動誘導

著

水口慶高
株式会社インパクトトレーディング

山岸茂則
BiNIリハビリセンター

舟波真一
BiNIリハビリセンター

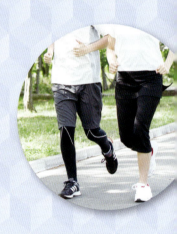
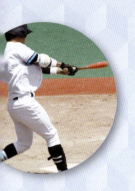

文光堂

●著　者

水口　慶高
株式会社インパクトトレーディング

山岸　茂則
BiNIリハビリセンター　長野店

舟波　真一
BiNIリハビリセンター　東京銀座店

序

　ビー玉をテーブルに置く．少しでも傾斜があれば自ずと転がる．ではサイコロをこのテーブルに置くと……？　置くまでもない．"転がらない"という現象を誰もが確信を持って判断できる．"形"と自然の摂理が生み出す"あたりまえ"の事象であるからだ．人間の運動の評価や指導の現場では，この"あたりまえ"のことが見落とされていることが少なくない．例えば，走歩行における接地時の衝撃緩衝は直接地面と接する足部機能やシューズの特性にその機能性を求めてしまいがちである．しかし，"あたりまえ"のことに立ち返れば，歩いているまたは走っている"人"という形と身体全体の仕組みが衝撃緩衝を担っているということを確認できる．つまり，衝撃を吸収する仕組みを紐解くのであれば，生体としてのその形，仕組みがいかに機能しているのかという観点で考察していかなければ永遠に答えはみつからない．本書を手に取っていただいたあなたには，狭義で物事をとらえがちになることから解き放つためにも，"勉強"ではなく，自然に沸き起こる"気づき"を楽しみながら経験していただきたい．

　また文中で，あえて使用する"紡がれ続ける"という言葉がある．運動は生きている以上一時たりとも止まることはない．綿々とその営みは続いていくのである．評価や指導の現場では，1コマ1コマを切り取った形で表されることが非常に多い．この連続性をあえて，1本の糸が切れることなく紡がれ続けるというイメージを持ってとらえていただきたい．

　運動は，流動的であいまいで不思議なことだらけ．しかし，その多くは生体力学，神経科学という根源的なエビデンスに照らし合わせれば整理されていく．本書では，それでも生体の不思議に委ねざるをえない"そうなってしまう"という法則性にもおそれず真摯に向き合い，"あたりまえ"のことに対峙し，身体が求める運動を導く手立てを考察し提案していくこととする．

　共著に名を連ねる山岸茂則，舟波真一とともに，ここまで「運動は作るものではなく，生まれ出づるものである」というテーマに向き合ってきた．2人が，それまでは別枠で語られることが多かった生体力学と神経科学の知見を咀嚼し実にシンプルで明解な"統合的運動生成概念"として昇華したことは，筆者の活動における指針となった．当然ながら，本書で著した知見も2人なくしては構築できないことであった．ゆるぎない尊敬の念を持って今後もともに歩みたいと願う．また，この本を著す機会に巡り合わせていただいた，すべての方々へ心より，心より，尊敬と感謝の意を表し，序文とする．

　　2017年4月

　　　　　　　　　　　　　　　　　　　　　　　　　　　　水口　慶高

身体が求める運動とは何か
―法則性を活かした運動誘導―

目　次

① 運動をどうとらえてどう介入するのか？　　2
1. 運動とは何か？（統合的運動生成概念）　　2
2. アプローチの理論（BiNI 理論）　　6

② 運動が達成されるための3つの学習戦略　　10
1. 3つの運動学習戦略　　10
2. 自己組織化理論に基づく教師あり学習　　12

③ 運動誘導は治療　　14
1. 痛みは運動から生まれる　　14
2. よくある運動評価と指導　　16
3. 教師あり学習における教師信号を考える　　22

④ 運動は身体が選ぶ　　24
1. 運動は身体が選ぶ　　24
2. 形と仕組みが動きを作る　　26
3. 先回りシステム（APA）と積極的外乱生成　　28
4. 脊髄は管制塔　　32

⑤ 根源的な歩行システムと足部機能　　36
1. 柔らかい足と硬い足　　36
2. 転がる足　　40
3. 骨盤の前・後傾運動　　42
4. 動歩行へ導くこと　　44

⑥ 運動は紡がれ続ける　　46
1. "立つ"はすでに運動　　46
2. 立ち上がり方で歩行が変わる　　48

3. スタートラインが始まりではない ……… 50
4. ルーティンのすすめ ……… 52

⑦ 左右特異性と運動誘導　　56

1. 非対称歩行（右の通り道，左の通り道）……… 56
2. 螺旋性の法則 ……… 60

⑧ 感じる力　　62

1. 触れる ……… 62
2. 構造を変える ……… 64
3. こころ ……… 66
4. 感覚入力の優位性 ……… 68

⑨ 歩行誘導に効果的な教師信号　　72

1. そうさせるのではなく，そうなってしまう運動誘導 ……… 72
2. 左足から接地 ……… 74
3. 2本のレールの上を歩く ……… 76
4. 肘を曲げ，腕を振る ……… 78
5. 補助はどちらに位置する？ ……… 80
6. 左腰タッチで歩行誘導 ……… 82
7. 手をつなぐ ……… 84
8. 視界を広げる ……… 86

⑩ 幹が変われば枝葉が変わる　　88

1. "根幹"につながる教師あり学習戦略とは？ ……… 88
2. 身体は"楽ちん"を選び続ける ……… 92

索　引 ……… 97

① 運動をどうとらえてどう介入するのか？

② 運動が達成されるための3つの学習戦略

③ 運動誘導は治療

④ 運動は身体が選ぶ

⑤ 根源的な歩行システムと足部機能

⑥ 運動は紡がれ続ける

⑦ 左右特異性と運動誘導

⑧ 感じる力

⑨ 歩行誘導に効果的な教師信号

⑩ 幹が変われば枝葉が変わる

① 運動をどうとらえてどう介入するのか？

1. 運動とは何か？
（統合的運動生成概念）

　体は変形しない塊（剛体）ではなく，多様性のある形に変化できる動的な物体であり，あらゆる器官は柔軟性と弾力性を兼ね備えた組織（固有結合組織）によって連続的にまとめあげられている．このことにより各器官がばらばらになることなく，その器官同士が滑ることで多様な形を描くことができ，人体は1つの弾性モデルとしてもみることができる．そのことだけを考えても局所のみの運動など存在せず，身体運動には必ず運動の波及・連動を伴う（図1）．

　身体は胎内にいるときから，一度たりとも止まることなく運動し続けている．動いていないようにみえても，体の中では各器官は営みを止めることなく継続している．心臓が動き続けて血液は環流している．骨格筋もその収縮状態を変化させているし，その中でも呼吸運動は体幹の形状を大きく変化させ続ける．よって身体は動きを止めることなく運動し続け，たとえ眠っていても身体重心位置は常々変化していることになる．したがって，われわれは"姿勢の連続が運動である"とはまったく考えていない．"姿勢も運動"であり，切り離して考えるようなものではない．これは重心動揺計の軌跡を観察しても明らかであり，座位であろうが背臥位であろうが重心動揺計の軌跡を完全に止めることは不可能である（図2）．

　われわれが住む地球において，その地球の膨大な質量が持つ引力はすべての物体を地面に向かって鉛直下向きに引きつけてくれている．したがって人体は，その生涯のかなり多くの時間を床（または地面）とのかかわりの中で生きることになり，身体が生涯にわたって運動を継続している限り，接している面から体が受けとる圧力状態は常々ゆらいでいることになる．さらにその接触面を含む環境も，硬さ，弾性，粘性，起伏，傾斜など実にさまざまで，屋外に出れば天候によっても大きく変化する動的なものである．人体も物体である以上，床に接触してない状況下を含むあらゆる局面で物理学的法則にあらがうことは不可能である．

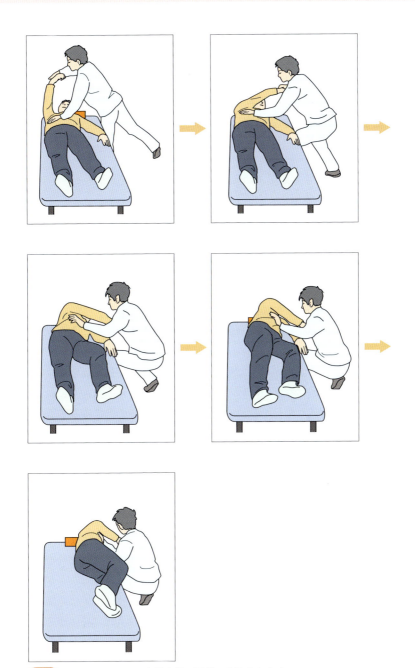

図1 部分的な操作でも身体全体の運動に変換されうる

1．運動とは何か？（統合的運動生成概念）

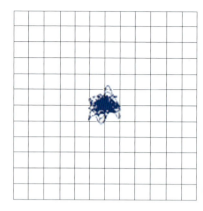

図2 通常立位時の重心動揺計の軌跡

　動的な環境下にあって，動的な身体が物理学的法則にあらがうことなく，時に意味もなく，時に目的を持って運動を遂行し続けるために，人体は神経系という組織を内在している．

　神経系は途切れることなく全身のいたる所，隅々まで，あたかも細かな根をはるように配置されて1つのユニットを形成している．体のいたる所から脊髄および脳にリアルタイムで情報が伝わり，脳や脊髄は反応的に末梢効果器に対して出力情報を送っている．情報を伝える仕組みは神経系にとどまらず，神経系と密接な関係を持つ内分泌系も血液などの液性機構を介して情報のやりとりを行う．止まっているようにみえる状態においても身体重心位置が変化し続けるのは，神経系が人体に対して出力情報を送り続けている結果であるが，その出力情報はゆらぐ環境からの感覚情報に基づいた脳や脊髄の反応的活動が主となる．

　このように環境，身体，神経系は完全に解離して考察することが不可能であり，それぞれ動的な3つの変数から秩序だった1つの姿を現し，これが途切れることなく生涯継続していく（図3）．このような生命の動的な秩序が運動であるとわれわれは考えている．

　人が一瞬たりとも止まることなく生涯続けている運動は，特に意識的に制御しなくても勝手に表出されていることが多く，このように身体がそのときに必要な動きを自己組織的に選択し続けることが運動の主体であると考えられる．

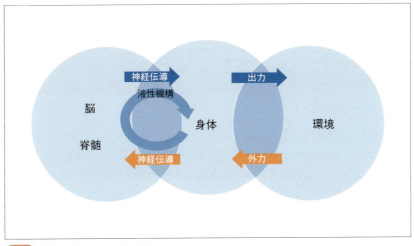

図3 運動はどのように姿を現すのか？

① 運動をどうとらえてどう介入するのか？

2. アプローチの理論（BiNI理論）

　われわれが考える"運動"に照らし合わせて，その運動に問題をかかえるクライアントに対するアプローチを構築した．人体という物体も物理の一般法則にあらがうことができないため生体力学は非常に重要であるが，物理の一般法則にかなった合理的運動を紡ぎ続けるために，神経系は欠かせないものである．したがって生体力学と神経科学を統合したアプローチということで，biomechanics and neuroscience integrative approach（BiNIアプローチ）とこれを名づけた．人は自身の体節すべてを意識的に制御することは不可能である．BiNIアプローチは，その完全制御が不可能な，「運動」の成果を高めることが使命であるわれわれ専門家に光をもたらすものであると自負している．ここではそのBiNI理論（統合的自己組織化，図4）について概説したい．

　神経系にある神経細胞は電気活動を行うが，神経細胞にある神経細胞体は軸索という導線を伸ばしており，ほかの神経細胞とつながることができる．その接続部分のことをシナプスという．1つの神経細胞体が発火するとその電気信号は軸索を伝わり，シナプスにおいては神経伝達物質が液性機構で情報を伝えて，接続している次の神経細胞体を発火させうる（図5）．このように神経系は多くのニューロン同士がつながり情報を伝える仕組みを持つ．これは中枢神経も末梢神経も同じであるが，中枢神経（脳，脊髄）は神経細胞体数が末梢神経に比べて圧倒的に多く，末梢神経はそのほとんどが軸索である．中枢神経では多くのニューロン同士が結合をしてネットワークを作っているが，このニューロンの結合構造が400個以上ある人の筋肉の組織立った活動を決定している．

　物理学的にはニューロンの発火は電磁気力の波であるが，自然界の波が同期（波の立つタイミングがそろう）を好むことは非線形科学においては周知の事実である（図6）．同位相で同期すれば波の高さは高くなりより大きな電気活動となる一方，逆位相で同期すれば波は打ち消しあって電気活動の高さ

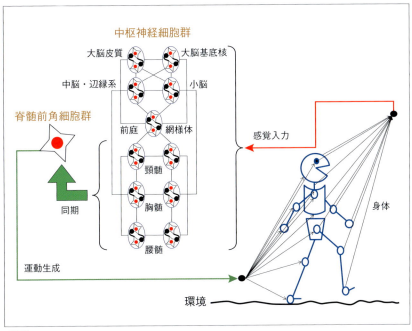

図4 BiNI 理論（統合的自己組織化）

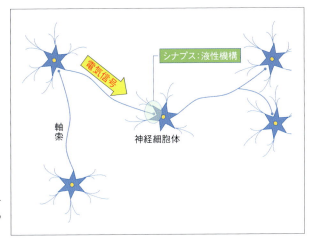

図5 神経系における情報が伝わる仕組み

2．アプローチの理論（BiNI 理論）

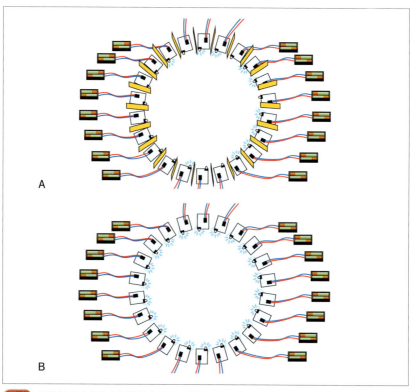

図6 電磁気力を伝える電磁波（光）の同期
隣り合う光が干渉しないようにしておくとバラバラに点滅するが(A)，干渉できる条件にすると同期する(B)．

が低くなったり消えたりする（**図7**）．

　身体のいたる所に存在する無数の感覚受容器は，あらゆる外力を電気変換して，その電気の波を中枢神経の神経細胞ネットワークに送り続けている．中枢神経の細胞群は常に時々刻々と変化する多くの電気の波の入力にさらされていることになる．そのあらゆるところから入力されるバラバラな電気の波は中枢神経の細胞群において，ネットワークの構造に依存して同位相に同期する神経細胞群や逆位相に同期する神経細胞群が生まれ，自己組織的に組織立った電気の波が脊髄前角細胞群に送られる．脊髄前角細胞群は筋肉を収縮する最終命令を出す所であり，どの前角細胞が発火するかでどの筋肉のどのタイプの線維（速筋や遅筋）が活動するかが決定される．したがって，脊

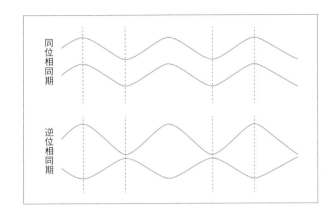

図7 同期の種類

髄前角細胞群に送られた電気の波により興奮する脊髄前角細胞が決定すると，動員される筋肉の組み合わせ，収縮のタイミング，速さ，強さが決定され，その時々の運動が生成されることになる(**図4**)．

　この複雑な中枢神経細胞のネットワークをすべて解読して直接操作することはかなりむずかしいが，身体のいたる所にある外力を電気信号に変換する装置である感覚受容器に対してわれわれが外力を与えることは可能である．効率的で上手な運動が生成されているときに身体にはどのような外力が加わっているのか，生体力学的にかなりわかっている．したがって，生体力学を参照し，効率的な運動が生成されているときの外力をわれわれは入力していく必要がある．またどのような外力を入力すると（どのような感覚を入力すると）どのような筋出力に変換されるのかという法則性を蓄積し，これをシンプルに応用していくことは可能である．

② 運動が達成されるための3つの学習戦略

1．3つの運動学習戦略

　"運動とは，生命における動的な秩序である"とわれわれは結論づけた．心臓の鼓動だけでも身体重心は動揺する．生きているだけで運動は紡がれているといえる．呼吸や摂食も運動であり，うつ伏せや仰向けも歩行と同じ運動である．では，これらの運動はどのように学び，習得されてきたのか？ 記憶の形成と言い換えることができるが，その戦略，記憶していく方法は，"教師あり学習""教師なし学習""強化学習"という3つに分類することができる（表1）．

1）教師あり学習
　意図した運動予測と実現した運動結果の誤差により学習するプロセスである．正解といわれる基準があり，それと結果を比較照合していく．小脳においてその基準の枠組みである内部モデル（身体図式，ボディースキーマ）が形成される．動いた結果，その感覚が正しく運動として遂行されたか間違ったかを小脳でフィードバックし，修正をかけていくのである．これは，運動指導における教師信号も同様と考えられる．指導者が与える言葉や指示である．ピアノやスポーツ競技など，いわゆる特異的運動はこの教師あり学習によって成立している．

2）教師なし学習
　あらかじめ出力すべき明確な基準がないものであり，課題を繰り返すことでその多量な記憶と実際の結果を結合していき，その相互関係を法則性として導いていく学習プロセスである．経験の蓄積から新しい運動を見出していく自己組織化に対応する．前頭前野，頭頂葉，運動前野，補足運動野が主に関与するといわれている．乳幼児が歩行にいたるまでのプロセスがこの教師なし学習といえる．われわれは誰からも教わらずに歩き出したはずである．両親が手取り足取り歩行を教えることはない．つまり，人間であれば誰でも達成可能であるずり這いや四つ這い，寝返りや歩行などの根源的運動はこの教師なし学習によって自己組織的に生成されたと考えられる．

表1 運動学習が達成されるための3つの戦略

教師あり学習	教師なし学習	強化学習
・主に特異的運動に適応 ・小脳システム	・主に根源的運動に適応 ・大脳皮質システム	・主に根源的運動に適応 ・大脳基底核・脳幹システム
比較照合する基準がある．遠心性コピーと実際の運動に伴う求心性フィードバック情報との比較を通じて誤差を修正する．誤差の検出時には小脳が活動する．	出力すべき"正解"が与えられていない．課題を繰り返すことで，その多量な記憶と実際の結果を結合していき，法則性を導いていく．	DNA情報と環境の相互作用から報酬を得て，報酬を最大化するように自己の選択可能な行動の価値を学習する．trial & error．
教師あり学習を通じて蓄積される運動のモデルを"内部モデル"または"身体図式"と呼ぶ．	経験の蓄積から新しい運動を見出していく自己組織化に対応する．あるステージから新たなステージへと向かって，新たな身体運動の学習が創発するような現象がみられる．	正の強化が行われるためにはドーパミン作動系が働く．報酬にはノイズや遅れがある．そのため，その行動が正しかったかどうかを判断できないという困難を伴う．

3）強化学習

　強化学習とは，人間と環境の相互作用から報酬を得て，報酬を最大化するように自己の選択可能な行動を学習するものである．正の強化が行われるためには，ドーパミン作動系が働く．大脳基底核や脳幹が主に関与する．特に中脳にある腹側被蓋野といわれる部分から側坐核に向けてドーパミンが放出されることで成立する．よって，過剰に分泌されることで行動の抑制が効かなくなることがわかっている．例えば，酒や薬物などの依存症といわれるものである．ゆえに，この報酬系によって行われた行動が必ずしも正しいか間違っているかの判断は困難を伴う．報酬系を賦活する強化学習は，教師あり学習，教師なし学習のどちらにも関与する．教師あり学習において，指導者から褒められる言葉を与えられれば，学習は強化される．教師なし学習においても，偶然前方に移動できてそこにあるおもちゃが取れた場合も学習は強化される．近年，学習においてドーパミン作動系は必須であるという研究結果も示されているため，学習戦略においては報酬系を用いない学習はないといえるかもしれない．

　これら3つの戦略は，それぞれ独立して成立するのではなく，オーバーラップしている部分も多分にある．

② 運動が達成されるための3つの学習戦略

2．自己組織化理論に基づく教師あり学習

　そもそも，歩行や走行などの根源的運動はできない人がいない運動である（先天性の障害などは当然のことながら除外する）．重力が存在するこの環境下において，床面などから受ける数多の外力が身体に加わっている．身体には，そのあらゆる外力を電気変換する感覚受容器が存在し，われわれの意識できない所ですべての外力は電気変換されて脊髄に送られている．そこで統合されてまた脊髄から出力されるという運動の自己組織化システムが背景にあることで，われわれは誰にも教わらずにハイハイや歩行を学んでいく．

　人は日常生活を送るための運動において，どこどこの関節やどこどこの筋肉を意識して動かすことは皆無である．その瞬間，瞬間に最適な運動が選択されている．つまり，頭で考えて身体を動かしていることは，ほぼないといっていいだろう．しかし，スポーツ競技となると途端に指導者が言葉での要求や指示を頻発させることになる．「○○を高くあげて」「○○を意識して」などと意識的な言語指示が多用されている．結果，選手は余計な動作指導の中で意識的に動きすぎてしまい，ますます運動を拙劣にしていくことになる．

　爬虫類や四足動物たちは運動を意識しているであろうか（図1）？　海に入れば，われわれは魚たちに泳ぎで勝つことはできない．四足動物より速く走ることもできない．馬や犬などをみても，腹筋が割れているのかと思えば，むしろお腹は垂れ下がっている．しかし，われわれを超越して速く走るのである．運動はその特性において環境に適応して生きていくために構造を進化させてきた．運動を効率化させるために身体ができあがったといっても過言ではないだろう．水の中で速く泳ぐために，魚類はその形態に進化してきた．われわれ人間も二足歩行・走行するためにこのフォルムを手に入れた．

　人の構造こそが運動を成立させるのである．ゆえに，運動は身体が選択しているといっていい．細かい部位の動きなどを意識的に頭で考えてやらせることは，運動パフォーマンス向上を目的とするアプローチとしては非効率的であると言わざるを得ない．われわれは，身体が選択する根源的運動をベー

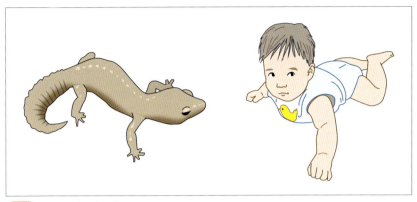

図1 体幹で動く生き物たち

スに，それを昇華させるための教師あり学習を考察していかなければならないと考えている．選手に与える教師信号を変えていくのである．関節，筋肉などの身体部位を意識させるのではなく，BiNI 理論を背景にした運動を効率化させるための声かけ，指導の教師信号を考える必要がある．指導者や選手の思い込みなど，頭で意識的に考えるとむしろ負の強化が進行する可能性もある．報酬系によって行われた運動は，それ自体正しいかそうでないかの判別がむずかしいからである．よって，効率の良い運動に変換するための教師信号を考えることこそ，指導者の役割といえる．それには，人という身体構造を理解する必要がある．筋力ではなく筋パワーという考えから創発される筋出力の速さとタイミング，腹圧調整をつかさどる先行随伴性姿勢調整という脳幹システム，身体が持つ弾性のエネルギーなどである．これらを考慮し，自己組織化理論に基づいた教師あり学習を本書で提案するものである．

③ 運動誘導は治療

1. 痛みは運動から生まれる

　身体の不具合，異変を感じ取るときに最も明確なシグナルとなるのが"痛み"である．体に起こる"痛み"の多くは，身体構造の問題と，現代人を取り巻く生活環境の中で作り出される．日常生活またはスポーツの現場で個々の条件下において身体は代償を積み重ね，身体運動そのものが，本来の姿からかけ離れて，結果としてさまざまな障害，そして"痛み"が"運動"によって生み出される．

　筆者が担当した例で，運動時に左足根洞付近に強い痛みを覚えトレーニングに支障をきたしたランナーがいた．そこで試みたことは，クライアントに自然な歩隔での立位姿勢をとらせ，両足の先からはるか前方まで1本ずつレールが敷いてあるイメージをしてもらうことであった．また，走り出しの条件として左足踵から乗り込むような接地を促した．運動開始時にかけた言葉は，たったこれだけ．

　「2本のレールの上を走ってみましょう！　レールはできるだけ遠くのほうまで視界に入れながら……」

　50mほどの坂道を上りと下りで数回往復し，運動がなじんでくるとこの時点で長い間苦しんできた"痛み"が消失した．このランナーに対し，上記の方法で運動が修正できた理由を，運動と身体構造の評価から紐解いてみる．

1) ランニングフォームの評価：下半身と上半身のツイスト（身体内のねじれ）が接地時に起きることがみてとれた．この動作は体の前にある仮想のセンターライン上に足部を接地させていることになる．
2) 下肢アライメントの評価：立位の状態で足部は過回内を呈し，距骨の変位がみられた．下腿の内彎も顕著にみられる．内彎の強い下腿は先に紹介したセンターラインに外側から内側への荷重のベクトルで接地しやすい．

　以上の2点から，過回内を呈した足部は回内運動の量が大きいため，接地時の足関節背屈に際して前足部のアライメント不良を引き起こし，外果の

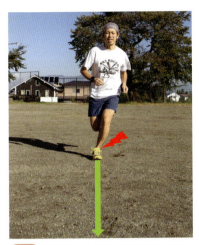 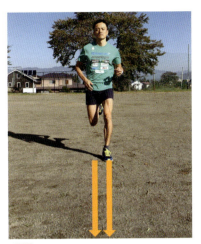

図1 接地時の上半身と下半身のネジレ
足部過回内＋下腿の内彎が作る外側から内側への荷重ベクトルが足根洞に強いストレスを与える．

図2 接地時の上半身と下半身のネジレの減少
歩隔が広がることで，荷重ベクトルが変化し，また COP（足圧中心）と COG（身体重心）の逸脱が足根洞へのストレスを軽減する．

下方，つまり足根洞付近に強いストレスがかかる（図1）．

　前記のケースでの身体運動の変化はいたってシンプルである．2本のラインを走ることで歩隔が広がり，接地時の荷重のベクトルが変化し，ツイストも軽減された．この結果，接地直後よりみぞおち付近に存在する身体重心が立脚側足部上から離れやすい運動の仕組みを誘発することができる（図2）．

　いずれも，足根洞への力学上のストレスを取り除くことになり，痛みが消失したと判断できる．

　痛みが生まれる運動の仕組み自体にアプローチすることは，手技による施術と融合させることで大きな結果を期待することができる．

③ 運動誘導は治療

2. よくある運動評価と指導

　運動を改善することが，障害や痛みを改善するために有用性の高い施策であることは先に述べたとおりである．しかしながら，一般的によくある運動の評価や指導の中には，良好な結果を導き出せないさまざまな問題点がある．代表的な評価や指導法を例にあげ，問題を考えていくこととする．

1）改善したい部位へ随意性の高い運動を要求する評価と指導

　例えば，歩行評価において右足の接地時にバランスを崩すようなケースでは，ほとんどの場合が右足の問題として評価され，「右の足をこう使いましょう．」などと部位を規定し，しかもその部位の運動を強要する指導方法である（図3）．このケースでは，指導者に指示されたことを忠実に，意識的に実行しようとするあまり，逆に動きが拙劣したものとなって，求めていた運動とはかけ離れた結果になってしまう．

　考察のポイントがいくつかある．われわれは日常の運動の中で，規定された部位を随意的に動かすということは一切行っていないということである．つまり，規定された部位を強烈な随意性を持って動かす行為は，日常に表れる運動とは違うことをやらせようとする意識的な制御であり，必要のない筋収縮まで出現してしまうことにつながる．

　目にみえる動きの評価としては，右足の接地がおかしいというところにとどまってしまう視点自体が，はなはだ狭義での評価であるということである．接地の前には振り出し期があり，その前の蹴り出し期の運動から運動は紡がれている．そして，右足が振り出される基点を作っているのは左足であるということも見逃してはならない．むしろこの場合，軸足の問題であるということのほうがより原因として考えられる．また，足部の回内・外運動は上行性，下行性の全身の運動連鎖の中で成り立っていることから，足元だけでなく全身運動の評価の中から抽出していくことが必要になる．ほかにも視覚や前庭感覚の問題である可能性も視野に入れることが必要である．

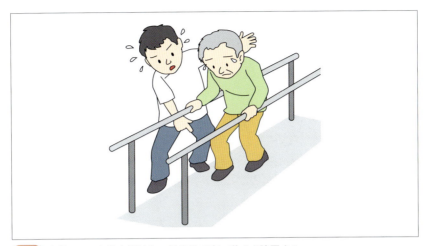

図3 改善したい部位を指摘し，随意性の高い動きを強要する
指導者に指示されたことを忠実に，意識的に実行しようとするあまり，導き出したい運動とはかけ離れた結果になりやすい．

2) コマ送りで運動を分解し，姿勢として運動を伝えてしまう評価と指導

　すべての運動は流動的であり，かつすべてが紡がれ続けている．1)のケースでいうと，右足接地時だけを切り取った評価になってしまうことで，全体の評価があいまいになり，本来見出さなければならない要因を見失ってしまうことになりやすい．また，部位や運動を規定し，求める運動の切り取ったかたちにこだわりすぎることで，本来であれば滑らかに紡がれるはずの歩行が膠着したような硬い動きになってしまう．筋緊張の高い運動は腹圧の低下など，基礎的な生体としての仕組みにも大きな影響を及ぼすこととなる（図4）．

3) 運動の大きさや量を短絡的に解釈してしまう評価と指導

　例えば，走歩行において体幹の動揺が大きいことは，負の要素として評価される．デュシェンヌ徴候やトレンデレンブルク徴候にみられる明確な跛行を呈しているケースなどはともかく，十把一絡げで運動時の体幹動揺の大小で是非を評価することについては問題を提起しなければならない．

　スポーツの分野で例をあげると，日本人長距離ランナーのお家芸とされるピッチ走法がある．上体の運動を極力抑え，小さなストライドで走る方法である．欧米やアフリカの選手との体格差を埋めるために編み出された伝統的

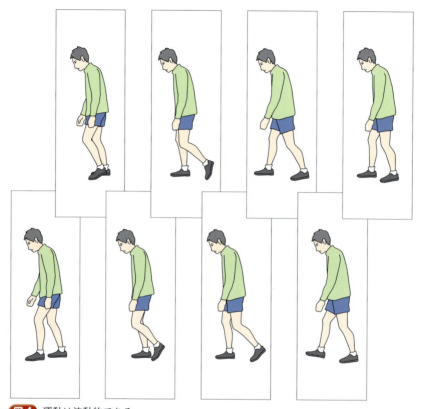

図4 運動は流動的である
コマ送りをイメージした運動へのアプローチは，スムーズな運動を導きにくい．

な走法である．無駄な動きをしないことが体力のロスを削減することができるということなどが，この走法の利点だとされている．

　ここで問題なのが，「動かないことが"ブレがない"」などの表現ですべてにおいて正当化されてしまっていることである．たとえ小さなピッチであろうとも脚という身体の中で大きな質量を持つ部位が，大きくスウィングし続けている．その際，連続性を持って連結している身体組織全体がその動きの影響を受けないわけがない．つまり，走るという大きな運動の中で，"ロスをなくすために"と体幹の動きを静的に制御したフォームは，本来動こうとしている体を止める行為であり，走行における理想的な筋活動からも逸脱していることが想定できる．

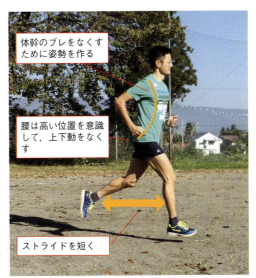

図5 日本人ランナーのお家芸の ピッチ走法

上体の運動を静的に制御する，ピッチを小さくすることは，"動きたがる体を止める行為"であるといえる．

（写真内ラベル）
- 体幹のブレをなくすために姿勢を作る
- 腰は高い位置を意識して，上下動をなくす
- ストライドを短く

　また，筆者の経験から下肢のトラブルを持つランナーをピッチ走法から自然なストライドや上体の運動を解放するフォームに誘導することで，症状が劇的に改善された例は後を絶たない．個体が持つ自然なストライドを小さく制御することは，接地後下行性で働く足部の回外運動を制限し，ロッカー機能や脚の外旋運動など下肢の運動連鎖の基幹と運動を妨げ，下肢の故障をはじめさまざまなリスクをはらんでいるということを見逃してはならない（図5）．

　臨床の現場においても，"身体がどう動きたがっているか"を見極める評価の目が重要になる．

4）迷信や根拠のない情報を振りかざしてしまう評価と指導

　今では絶対にありえないことであるが，一昔前の部活などで「運動中に水を飲むな」といわれていたことは有名な話である．現代においても，このように迷信めいた理論や運動評価，またはそれに付随する環境設定に疑問を持たざるをえないことが多々存在する．

　例えば，五本指ソックスを履くと足部機能が改善され，本来の足の働きを取り戻すという考え方がある．"指がしっかり使えて，踏ん張れる"という論法である．しかしながら，足部の構造と機能を下肢バイオメカニクスに基

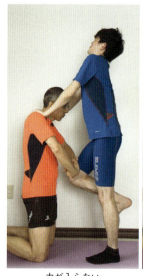
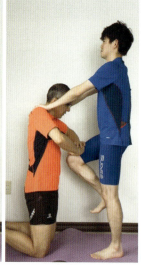

力が入らない　　　　　力が入る

注：腿を上げ続ける運動をとめないこと．一定の位置にとどめおくという課題ではない．

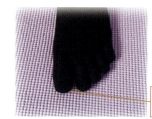

5本指ソックスは指の間に2枚ずつ繊維を挟んでいる状態で，前足部は開帳する

図6 五本指ソックスを着用することで足部は前足部開帳し，過剰回内に誘導される

パフォーマンスにおいても，著しく低下することが確認できる．蹴り出し時の第1MP関節の背屈制限も起こりやすい環境にあるといえる．

づき紐解くと，五本指ソックスは指の間に繊維を2枚ずつ挟み込むことになる．中足骨間は開帳し，中足骨の根元にある後足部の骨格構造は回内誘導され，足部のアーチ構造は低下する．図6のように，片足で支持し腿を上げる運動（運動を止めない）に負荷をかける簡単なパフォーマンステストにおいても，裸足との差は歴然となる．

　衛生上の問題，また足趾が重なることによる問題などを是正するためには有効な点はあるとしても，フットパフォーマンスの向上という根拠についての信憑性はないといえる．そもそも，"指をしっかり使って，踏ん張って立つ"ということが，理想的であるという根拠さえもない．われわれ人類が手に入

れた理想的な立位とはなにかを，生体としての構造と機能に基づき考えていかなければならない．

　また，歩行指導の現場などでも，根拠のあいまいな情報が氾濫している．運動を誘導する立場として根源的な歩行システムや足部機能に基づく，体が求める本来の運動に導くための理解を深めることが重要である．

❸ 運動誘導は治療

3. 教師あり学習における教師信号を考える

　運動誘導は，教師あり学習そのものである．質の高い教師あり学習を成り立たせるためには，より効果的な言葉やデモンストレーションを厳選し，クライアントに届ける作業が重要になってくる．結果を導くためには，構造的な個体差や理解度を鑑み，量やタイミングにも配慮しなければならない．そして教師側に立つ者は，さまざまな状況に柔軟に対応するための教師信号のバリエーションを豊かにしていくことが求められる．

　教師あり学習における教師信号は，われわれ人間が進化の段階で手に入れた根源的な法則性に基づく必要がある．基礎的なバイオメカニクス（生体力学）や先行随伴性姿勢調節（APA）などの神経科学に基づく，根源的な知見を携えていることはアイディアに満ちた教師信号を考案する足がかりにもなりえる．

　また，一般的に認知されているエビデンスにとどまらず，臨床の現場やトレーニングの現場において，100人いたら100人が（あるいは限りなく100％に近い確率で）そうなるという実践的経験値に裏づけられた法則性を見過ごしてはならない．

　「1．痛みは運動から生まれる」の項で紹介した，足部に問題のあるランナーへのアプローチとして，「2本のレールの上を走ってみましょう！　レールはできるだけ遠くのほうまで視界に入れながら……」と発した教師信号の裏づけは，実にシンプルである．ランナーの下肢のフォルムや骨配列の問題が生み出す運動の方向や量，そして基礎的な力学から紐解く，自然の摂理に照合した評価から抽出した教師信号だからである．ただし，この教師信号には以下の配慮がある．

　1）問題のある患部に近い部位を意識させることをしない．
　2）具体的な表現を避け，五感に訴えるイメージ作りを優先する．
　3）視界を変えるなど，多彩な感覚誘導を心がける．

　このアプローチは，結果として運動を制御するものではなく，自己組織的

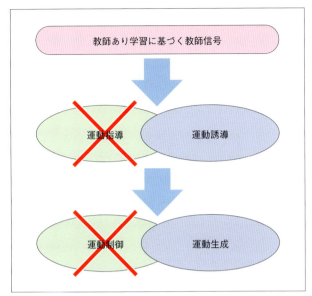

図7 教師あり学習に必要な教師信号は随意的に動きを作り出すもの（運動制御）ではなく，導き出したい運動が自然に表出する（運動生成）ための"呼び水"となるためのアプローチである

従来の運動指導という観点ではなく，運動を導き出す運動誘導という理解が必要になる．

に表出される運動を導き出すためのものである．つまり，根源的運動に立脚した運動生成を目的とする．本来の教師あり学習は運動を指導し，制御するものではなく，あくまでも自己組織的に表出される理にかなった運動を誘導するためのアプローチでなくてはならない（図7）．

④ 運動は身体が選ぶ

1．運動は身体が選ぶ

　人は日常において，膨大な量の運動を紡ぎ続けている．しかし，ただの1つとして，手や足を意識的に運動させることはない．歯を磨く，顔を洗う，食事をとる……．あるのは1つひとつの目的を遂行するという意思だけである．それらの運動は，思考ではなく目的を果たすために，"身体が運動を選んでいる"といえる．なぜなら，受精卵からの発達の過程において，教師なし学習に分類される運動戦略によって蓄えられた根源的運動の身体図式（内部モデル）が小脳や大脳基底核・頭頂葉に存在するからである．それらの運動遂行時に，関節や筋肉を意識することはまったくない．

　では，水が縁まで満たされたコップをAのテーブルからBのテーブルまで急ぎ足で運ぶという課題を，2つの違った教師信号をつかって検証してみる．

　　　「こぼさないように，急いで運んでください．」……………………………①
　　　「急いでBのテーブルの左側に運んでください．」……………………②

　ほとんどの場合，②のほうが，水はこぼれない．またはより早く，正確に目的を果たすことができるのを経験している．①の場合は，こぼさないためにコップの水を凝視するという静的課題がある中で，急いで運ぶという動的課題をこなさなければならない．不安定で，水は波を打ち，こぼれたりもする．しかし，②の場合は，こぼさないという課題ではなく急いで指定された場所に置くという動的課題となる教師信号がその目的を果たしやすくするという例である．この教師信号には意識せずとも"水なんか当然こぼれるはずもない"という大前提があることから，体が勝手に水をこぼさないように調整しているということになる（図1）．

　中身の入ったペットボトルと空のペットボトルをつかむときなども，どれくらいの力を使い持ち上げるかということに意識的な思考の関与は一切ない．すべて，身体が選んでいるということになる（図2）．

　求める運動をより自然なものにするためには，身体が選択する運動をスムーズに誘導する教師信号を創意工夫することが結果を導くためのカギとなる．

①「こぼさないように，急いで運んでください．」

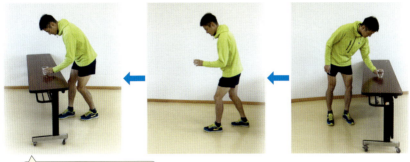

こぼしやすく，時間もかかる．

②「急いでBのテーブルの左側に運んでください．」

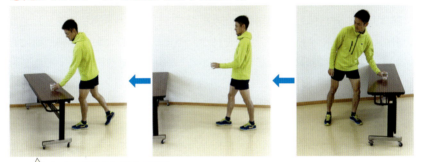

こぼしにくく，速やかに運べる．

図1 教師信号を変えることで現れる運動が変化する
動的課題に集約した教師信号の場合のほうがスムーズな結果が出やすいことが確認できる．

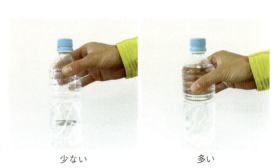

図2 中身の入ったペットボトルと空のペットボトルをつかむとき
このとき，重さに見合った力の入れ具合を調整することに意識的な思考の関与はない．

少ない　　　　　多い

1．運動は身体が選ぶ　　25

2. 形と仕組みが動きを作る

自動的に生まれる運動として，もう1つ忘れてはいけないことがある．それは，構造体としての"形や仕組み"が自動的に運動を作るという力学的な条件である．最もわかりやすいのが，足部である．後ほど，足部機能は歩行システムで掘り下げることにするが，ここでは"踵"の持つ力をあらためて確認してみよう．

踵は丸い，骨自体もその底面は丸みを帯びている．力学的な条件として丸いものは転がりやすいという特性を持つ．つまり，歩行における接地期において，踵が地面に接地するだけで"転がる"という運動が勝手に生まれてしまう．接地期の踵が作る運動は，足底面を地面に適応するほうに作用する．試してもらいたい．あえて歩行の流れの中で踵接地後，足底を地面につけないようにするのは至難の業であることがわかる．このように踵は歩行における並進運動を作る引き金となるわけだが，そのトルクの大きさは想像以上であることがわかる．踵が生み出す身体を前方に送り出す力，そしてその運動は"形"が作り出している（図3）．

身体の骨格構造はさまざまな形の骨が組み合わさっている．言い換えると"形と形"がそれぞれの運動特性を持って組み合っているということになる．互いが持つ"形"の運動特性によって構成されているのが関節である．

踵が接地したときに踵の丸みは"転がる"という特性を持って運動を生み出す．そして，同時に踵にある距骨下関節では接地時に回内という運動が自動的に発動する．これは距骨と踵骨がそれぞれの形の運動特性を持って関節をなし，その位置を変化させることによって現れる運動であるが，このときに距骨，踵骨が隣接するほかの骨との関節やユニットにおいてもその運動をそれぞれの組み合わさり方の条件，つまり"仕組みによって"連動させていくのである（図4）．

運動の評価において見過ごしがちになるのが，骨格構造が持つ"形と仕組み"が作る運動である．適正な運動誘導のためには人の骨組みが作る"自動的に

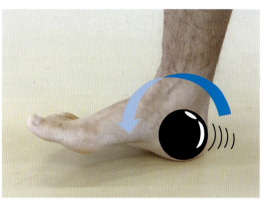

図3 接地する踵の形状が作る"転がる"という運動は大きな推進トルクを生み出す

その力はいとも簡単に身体重心を前方に移動させ，連なる運動の動力源となる．まさに，"形が運動を作る"の代名詞といえよう．

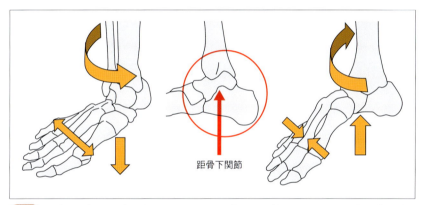

距骨下関節

図4 接地する際の荷重を受け入れ，距骨下関節はその仕組みによって回内運動が誘発される

同時に隣接する骨構造とのリンク機構により，下腿の内旋，足部内側アーチの低下，前足部の開帳など，これまた"形と仕組み"が運動を紡ぎ出す．

起こる運動"の理解が，とても重要な知識であることを再認識してほしい．

3. 先回りシステム（APA）と積極的外乱生成

　歩行時に足を振り出す，"前へならえ"で上肢を挙上するなどの運動において，力学的な視点でみればいずれも身体が前に倒れてしまう力が働いている．このように日常の運動の多くは，力学的に静的不安定を紡ぎ続けているといえよう．

　しかし，われわれ人は倒れない．このとき，われわれの身体の中で，倒れないために先回りをし，姿勢を調節するシステムが存在する．中枢神経系の働きによる先行随伴性姿勢調節（APA）である．"前へならえ"運動の場合，主動作筋である肩回りの筋活動が起こる0.1秒前に，前に倒れないための姿勢調整，つまり前に倒れるという身体重心に対するモーメントに拮抗する側への運動をあてがい，相殺し，姿勢を保つ仕組みが無意識下で勝手に働くのである（図5）．まさに，"先回りシステム"といっていいだろう．

　この先回りシステムの主役となるのが，脳幹の前庭・網様体システムにて調整されているコアスタビリティである．前庭・網様体システムは腹内側系システムといわれ，体幹や四肢近位の筋群のα運動ニューロンプールに投射している．コアスタビリティは横隔膜，骨盤底筋群，腹横筋，胸腰筋膜などの結合組織の連結であり，APAが発動する際は必ず主運動に先行する筋活動として現れ，円滑に運動が成立するためのおぜん立てをしてくれる．コアスタビリティをわかりやすく理解するためには，お腹に空気が入ったボールが収まっている様子をイメージするとよい．お腹周りは骨格としては脊柱のみであり，骨格力ではなく，このボールの内圧の加減で体幹安定がはかられているといってよい．このボールの内圧を腹圧という．

　例えば，立位において右の腹圧が低下すると相対的に強い左の腹圧に押し出されて身体重心は右に移動する．このように，身体重心移動の調整はコアスタビリティの条件如何にかかわってくるといっても過言ではない（図6）．

　ランニングという運動にもジョギングレベルの軽めのものから全力疾走まである．その目的に対し，先回りシステム（APA）によりコアスタビリティ

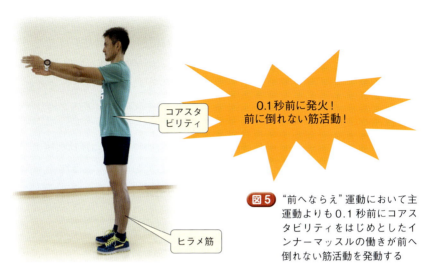

図5 "前へならえ"運動において主運動よりも0.1秒前にコアスタビリティをはじめとしたインナーマッスルの働きが前へ倒れない筋活動を発動する

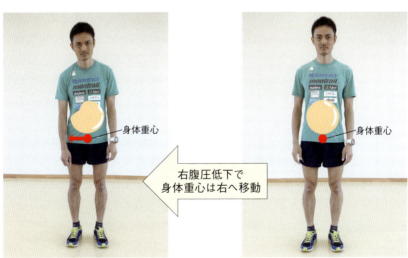

図6 立位において右の腹圧が低下すると相対的に強い左の腹圧に押し出されて自ずと身体重心は右に移動する

が発動されて,床を押す位置や方向を調整するメカニズムが支えている."これくらいのスピード"で走るということも意識に上らない微細な運動調整として,コアスタビリティの役割はとても重要であるといえる.

言い換えれば,コアスタビリティの質の向上は運動の質を高めるというこ

とになる．手で道具を使う．走るために足を動かす．これらは四肢末梢を運動させることであるが，これら四肢の活動は身体に対して外乱を与えることにもなりうる．その外乱を先行して調整しているのが先回りシステム（APA）ということになる．裏を返せば，APAが破綻していたら四肢はうまく動くはずもない．ゆえにこのシステムにおいて調整されているコアスタビリティの活性化が運動パフォーマンスの向上のカギとなる．

　先回りシステム（APA）は純粋に中枢神経系の振る舞い以外の何物でもない．ただし，このシステムは"身体が一方的に予測し発動するのではなく，この地球上に存在するという信号が身体に取り込まれ続けているからこそ発動する"ととらえなければつじつまが合わなくなる．その信号こそが，"感覚"である．コアスタビリティを活性化するための方法は多岐にわたるが，シンプルに考えていくことが肝要である．

　この本で紹介する運動誘導の手法は，この感覚の入り口やその特性を取捨選択し，さまざまな教師信号に変換することで運動が勝手に生まれる（運動生成）仕組みを誘発することがその根幹であるといえる．そしてその指標となるのが，先回りシステム（APA）がつかさどるコアスタビリティの質の向上である．筋肉は働いてこそ，その張力を生体活動として維持することは知られている．このシステムも同様である．使われることがその質を高めるといってよい．

　では，先回りシステム（APA）の質を向上するためには何をすればよいのか？それは，身体にとっての明確な感覚信号を提示していくことがポイントとなる．このシステムは静的不安定，つまり外乱に対して発動する．運動誘導において積極的に外乱を誘発させることは，要（かなめ）となるテクニックの1つである．キーワードは"大きく動く"である（☞ CHECK!①）．

　ここでテストをしてみよう．先回りシステム（APA）の質＝コアスタビリティの質を確かめる手法として，有用性の高い並進バランステストで検証する（☞ CHECK!②）．まずは，左右の腹圧を測り，現状を把握する．大きく腕を振って，大きく脚を振り出し歩いてもらう．そしてテスト．そして，そ

CHECK!① 舟波真一：第7章　先行随伴性姿勢調節（APA）の本質．運動の成り立ちとは何か，舟波真一，他（編），p75，文光堂，2014

CHECK!② 倉島尚男：Column　並進バランステストの臨床的意義と信頼性．運動の成り立ちとは何か，舟波真一，他（編），pp76-78，文光堂，2014

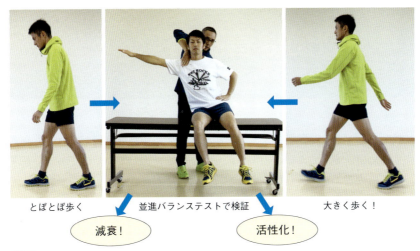

とぼとぼ歩く　　並進バランステストで検証　　大きく歩く！

減衰！　　活性化！

図7　大きな動きはより大きな外乱を誘発する

このとき，先回りシステム（APA）がより活性化する．すなわちコアスタビリティもより活性化しているということになる．とぼとぼ歩きは，静的な安定が1歩ずつに現れ，APAが発動しにくい環境を作ってしまう．コアスタビリティは当然減衰している．

のあと，とぼとぼ歩きをする．そしてテスト．腹圧の変化を見て取ることができる（図7）．歩行が困難な場合は，可動する範囲で上肢を大きく振るなどの積極的な外乱を生成する行為をトレーニングとして活用する．さらに，教師信号は，求める運動が自動的に起こるスイッチの役割を持つ必要がある．クライアントによっては，"腕を振る"という随意的な行為が運動を固くしてしまうケースがある．効果的な方法として，デモンストレーションがある．"大きく動く"を誘導する側が，デモンストレーションを行うことで，クライアント自身が視覚から取り込んだ情報を運動イメージとして構築していくという経験ができる（思い切った，大げさなモーションで行うことがポイント）．

　コアスタビリティを活性化するためには，たいへん有用性のある運動誘導の手法といえる．このとき言語は補足程度にできるだけ部位の指摘などを避け「○○のように」など，ジョークなども交え空気感を大切に，停滞感のない流動性を持った導き方を心がけるとより良い結果を得ることができるであろう．

　このように，悪者になりがちな"外乱"を積極的に活用することで，先回りシステム（APA）＝コアスタビリティの質を高め，より自然で力強く，またなによりもクライアント自身が"楽ちん"を感じることができる．

3．先回りシステム（APA）と積極的外乱生成

運動は身体が選ぶ

4. 脊髄は管制塔

　教師なし学習を基盤とした，自己組織化による根源的運動の成り立ちを考えてみたい．赤ちゃんはどのようにして歩行を獲得していくのであろうか？

　人の構成要素を考えれば，きりがないほどにたくさんの組織で形成されており，その自由度の問題は想像を絶する．人の体には約200個の骨と約400個の筋肉がある．それらが織りなす関節や筋肉との組み合わせたるや，それだけでも膨大なものになるが，それら1つひとつを脳が意識的に制御していないという事実は，われわれの日常生活において動きを意識することがほとんどないことからも理解できる．

　中枢神経系(脳)は，筋肉を1つひとつ制御しているわけではなく，シナジー(協応構造)という機能的なシステムを使って冗長な自由度を拘束し，美しい運動を生成している．複数の企業が連携したり共同で運営を行ったりすることで，単独で行動するよりも大きな結果を出すようなときにも，シナジーという言葉が使われている．あるシナジーの信号を発することで，400個の筋肉が瞬時に1つの秩序を生み出し，美しい運動という結果が導かれるのである．この400個の筋肉すべての筋収縮力を随時決定しているのが，大脳でも小脳でもなく，"脊髄"であるという驚くべき研究が発表された（図8）（☞ CHECK! ③）．

　同じ目的を持った運動でも，身体の初期位置（運動を始める前の身体の位置）によって使われる筋肉は異なる．例えば，目の前のコップに右手を伸ばすとき，右手の位置がコップの左にある場合と右にある場合では，使われる筋肉や右腕の動きの軌跡はまったく異なる．この場合「コップに右手を伸ばせ」という脳からの運動指令は，手の位置がどこにあろうと同じであるが，手の動きの軌跡，つまり400個の筋収縮力は，手が置かれている位置によってすべて異なるということになる．この筋収縮を無意識のうちに決定しているのが脊髄であるということが解明されたのである．

　サルの手の位置を変化させて脊髄を電気刺激した結果，初期位置に応じて

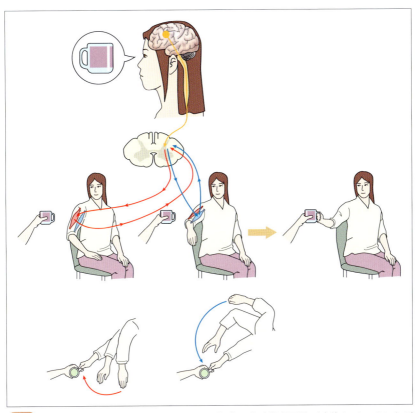

図8 身体の初期位置に応じて脳からの運動指令を脊髄神経回路が変換していることがわかった（CHECK!③より引用）

異なった筋活動が引き起こされることがわかった（**図9**）（☞ **CHECK!** ③）．この現象は脳と脊髄の信号を切断した状態でも観察された．この研究成果は霊長類で共通するものであり，人の無意識下の運動がこのような脊髄の運動指令の変換メカニズムを用いて生成されているという可能性を示したのである．

　われわれは地球という環境において常に重力にさらされている．$9.8\mathrm{m/s^2}$ という重力加速度は床面からの反力を生み出す．身体はこのような数多くの外

CHECK!③ 関　和彦，他：身体の初期位置に応じて，脳からの運動指令を脊髄神経回路が変換．科学技術振興機構（JST）国立精神・神経医療研究センター（NCNP），http://www.jst.go.jp/pr/announce/20150430/［accessed 2017-01-12］，2015

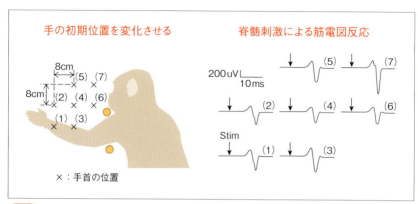

図9 サルにおける手の初期位置の変化と筋電図の反応（CHECK！③より引用）
サルは麻酔によって眠っている状態で実験されている．

力にさらされているが，その外力を活動電位という電気信号に変換しているのが，皮膚や結合組織や筋肉に存在する感覚受容器というものである（**図10**）．感覚受容器に力が加わると反応して電気を流すという仕組みである．ゆえに，生命はその外力変換器を体の表面から深部までありとあらゆる所に搭載していることになる．この変換された電気が神経を伝って脊髄に入力されるのである．この外力の電気変換は，意識があろうとなかろうと生きている限り紡がれ続ける．眠っているときでも，寝返りをうったり動いたりしている．授業中，居眠りをしてもその場に倒れこむことはない．それは身体が接触している床面から常に外力を受け，それが電気変換されて脊髄に入力され続けるからである．意識で身体を制御しなくても，その環境に適応した運動が身体を介した外力によって選択されている．身体が運動を選んでいるといっても過言ではない．

筋収縮は最終的にα運動ニューロンが発火しなければ成立しない．その神経細胞の存在する場所が脊髄である．上位中枢からの定常信号や身体から入ってくる感覚信号など，ありとあらゆる電気信号が脊髄において秩序を形成し，400個の筋群に伝達される．そしてその電気信号こそが最終的に筋線維を収縮させるのである．しかも，生まれた瞬間から滞ることなく，止まることなく行われ続ける．数多の電気信号がある秩序を形成する理論が神経振動子同士の引き込み現象である（①の「2．BiNI理論」の項を参照）．これだけを考えても，「○○筋を使って」とか「○○筋の筋力低下が」などという指導が

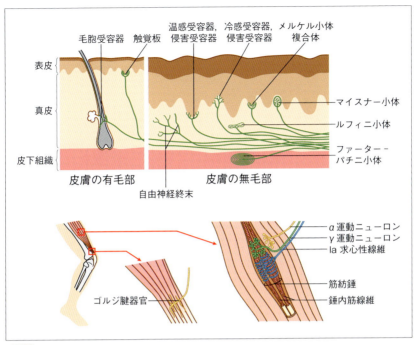

図10 外力を電気変換する感覚受容器
(Schünke M, et al：12.2 Sensory System：Stimulus Processing. THIEME Atlas of Anatomy：Head and Neuroanatomy, Ross LM, et al (eds), p328, Georg Thieme Verlag, Stuttgart, 2007 より引用)

いかにナンセンスであるかが理解できる．つまり，脊髄が筋出力を最終的に決定している管制塔であり，われわれの運動の基盤を作る知能端末であるといえる．

　研究からも明らかになった自己組織化による運動の成り立ちが，根源的運動の基盤であるなら，頭で考えて，意識して運動を変換するのではなく，脊髄という管制塔に従って運動を導けばより効率的で，無駄のない運動になる．赤ちゃんは，床とのやり取りを経験しながら，DNAに従って運動を成立させていく．歩行は誰に教わらなくとも，必ず達成されるのである．われわれは，この管制塔に必要な情報をどのようにして届けることができるか，それを考えなければならない．スポーツ指導において重要なのは，身体に必要な感覚信号を，いかに意識させずに入力するかという教師信号を考えることである．

⑤ 根源的な歩行システムと足部機能

1. 柔らかい足と硬い足

　人はこの地上に生れ落ち，頭をもたげ，ハイハイをし，立ち上がり，そして歩き，走り出す．この間，誰にも教わることなく一連の運動を紡いでいく．
　歩行は生まれたときから，われわれのハードディスクに備わっている根源的運動といってよいだろう．それは，地球という環境との相互作用によって初めて読み込まれ，発現される．この身体に備わった歩行の仕組みを理解するためには，立位・歩行において，地上と直接的にアクセスし続ける足部の機能を"歩いている"という動的な視点で再確認する必要がある．この章で紹介する2つの機能（柔らかい足と硬い足，転がる足）を咀嚼することで，2足歩行を手に入れた人間の実に理にかなった歩行システムを確認することができる．
　足部の運動として，回内・回外運動がある．"足部の回内，回外"と表現されることが一般的であるが，距骨下関節の回内・回外運動を基点とした下肢の運動システムと言い換えることができる．
　歩行における足部回内は，主に接地期から立脚中期前半に接地時の衝撃緩衝のために現れる運動である．このとき，距骨下関節は回内（距骨内転，底屈，踵骨外反），横足根関節はアンロック（内反，背屈，外転），第1列は背屈（内転，内反），内側アーチは低くなり，前足部は広がる（開帳）．軟弱な骨格構造を呈し，衝撃緩衝に適した足になる．構造上，"柔らかい足"の状態といえる（図1）．
　同じく足部回外は，主に立脚中期後半から離床するまでの間で，いわゆる蹴り出しに向けて現れる運動である．このとき，距骨下関節は回外（距骨外転，背屈，踵骨内反），横足根関節はロック（外反，底屈，内転），第1列は底屈（外転，外反），内側アーチは高くなり，前足部は狭まる．強固な骨格構造を呈し，テコの働きで蹴り出しに適した足になる．構造上，"硬い足"の状態といえる（図2）（☞ CHECK! ①）．
　足部の回内・回外運動において最も重要なことは，この運動のすべてが下

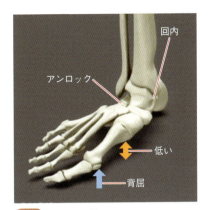
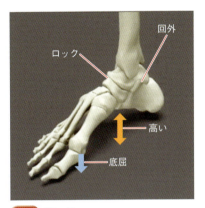

図1 柔らかい足
- 距骨下関節は回内（距骨内転，底屈，踵骨外反）．
- 横足根関節はアンロック（内反，背屈，外転）．
- 第1列は背屈（内転，内反）．
- 内側アーチは低くなる．
- 前足部は広がる（中足骨間開帳）．

図2 硬い足
- 距骨下関節は回外（距骨外転，背屈，踵骨内反）．
- 横足根関節はロック（外反，底屈，内転）．
- 第1列は底屈（外転，外反）．
- 内側アーチは高くなる．
- 前足部は狭まる．

肢全体の動きと同期し，互いがその連鎖の中で機能しているということである．

　歩行における回内運動は接地した際に起こる距骨下関節の回内が，瞬間的に足部骨格を柔らかい足へと変化させる．このときに，足関節は背屈し，下腿から脚全体への内旋運動を呼び起こし，その運動は膝関節，股関節へ波及（歩行中，膝関節は屈曲，股関節は体幹の並進に伴い伸展運動しているが，大腿内旋の連鎖よって一瞬屈曲モーメントを受け入れる）する上行性の連鎖として現れる．つまり，足部だけではなく下肢全体が衝撃緩衝系に瞬間的にシフトする（同時に，体幹の柔軟性も衝撃緩衝力を発揮する）（図3）．

　回外運動は遊脚側の前方への振り出しにおける骨盤の回旋運動が立脚側を外旋誘導し，大腿から下腿へ連鎖していく．下腿外旋は距骨を外転させることで横足根関節の外反ロックを誘発し，雑巾を絞り上げるように足部の骨格

CHECK! ① 泉 有紀：3. 足部の機能解剖—距骨下関節と横足根関節．臨床実践　動きのとらえかた，山岸茂則（編），pp190-195，文光堂，2012

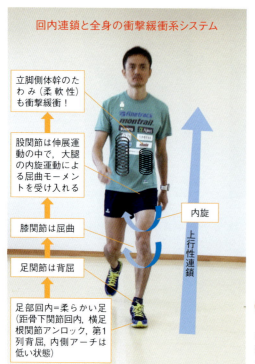

図3 衝撃緩衝は足部だけの仕事ではない

むしろ足部の回内運動は全身の衝撃緩衝系システムを発動させるスイッチであるといえる.

構造を強固にし，足部全体を硬い足へと変化させる(**図4**).

　この現象が起こる最たる理由は足関節の構造にある．この関節をなす距骨と下腿とのジョイント部分が"ほぞ継ぎ構造"であることが足部と下肢とのこの巧妙な関係性を作りあげているということになる(☞ **CHECK！②**)．そして，下肢の変化は，当然のごとく骨盤から体幹のありようにも必ず変化をもたらし，延いては上肢および頸椎から頭部骨格へと波及することも想定できる．

　歩行を語るうえで，足部の回内・回外運動だけをとっても"根源的な"進化のプロセスに思いを馳せざるをえない．それほど，実によくできた仕組みといえるだろう．

CHECK！② 水口慶高：4. 運動生成と足部の関係. 実践編 BiNI Approach, 舟波真一(編), pp227-230, 文光堂, 2015

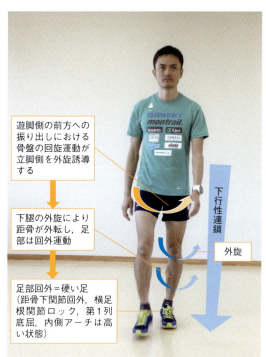

図4 歩行における回外運動は遊脚の振り出しが作る骨盤の回旋運動が大腿から下腿へ連鎖し,足部を硬い足へと変えていく

(図中ラベル)
- 遊脚側の前方への振り出しにおける骨盤の回旋運動が立脚側を外旋誘導する
- 下腿の外旋により距骨が外転し,足部は回外運動
- 足部回外=硬い足(距骨下関節回外,横足根関節ロック,第1列底屈,内側アーチは高い状態)
- 下行性連鎖
- 外旋

　足部は28個の骨,30以上もの機能的分節で構成された精密機械のような構造体を有する.この緻密な仕組みは"柔らかい足と硬い足"を必要に応じて発動させ,その役割を果たす.そしてこの仕組みは,その強烈なリンク機構を持って全身と同期しながら立位における全身運動の要(かなめ)として機能し続ける.

⑤ 根源的な歩行システムと足部機能

2. 転がる足

　もう1つの足部が持つ重要な役割，それは"転がる"という特性である．ヒールロッカー→アンクルロッカー→フォアフットロッカー→トゥロッカーと運動をつなげるロッカーファンクションとして知られたこの機能は，当然のことながら前項で紹介した"柔らかい足と硬い足＝足部の回内・回外運動"と密接なかかわりを持っている．この2つの機能のかかわり合いを基に，歩行における足部機能を整理していく．

1) ヒールロッカー：④の「2. 形と仕組みが動きを作る」の項で紹介したとおり，踵の丸い形状が接地することで転がる運動を生む．このとき足部は回内し，柔らかい足を作る．
2) アンクルロッカー：ヒールロッカーから引き継いだ推進力を，足関節の滑らかな背屈運動が引き継ぐ．この相では，足部は回内から回外へ移行し，柔らかい足は硬い足へその形状と性質を変えていく．
3) フォアフットロッカー：アンクルロッカーまででさらに増幅された推進するエネルギーは踵を持ち上げ，足圧中心の軌跡は足部外側から母趾球側に移行し，第1中足趾節（MP）関節が背屈し最も大きな転がりを作る．このとき，足部は回外している．特筆すべきは，第1MP関節は，第1列が底屈したときにのみ軽やかに背屈する条件つきの仕組みとなる．つまり，アーチがしっかりとできた硬い足の条件下でなければ十分に機能しないのがフォアフットロッカーなのである（図5）．
4) トゥロッカー：フォアフットロッカーから足部は回外しながら足関節の底屈を強め，さらに下腿を前方へ回転させる力として働く．このとき身体が床から得る力のベクトルは身体を進める方向ではなく，脚をたたみ次のスウィングを作り出す．

　"転がる足"は"柔らかい足と硬い足"と同時にそれぞれの役割が機能するための条件として，根源的運動の"歩行"を紡ぎ出している（図6）．
　ここで，注目する点は，一般的な論調の中で「今の人は，足指が使えてい

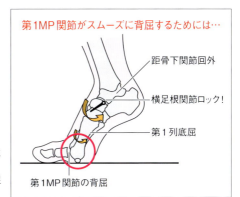

図5 第1MP関節背屈条件
フォアフットロッカーが機能するためには，第1列が底屈しなければならない．つまりしっかりとアーチができた硬い足である必要がある．

第1MP関節がスムーズに背屈するためには…
- 距骨下関節回外
- 横足根関節ロック！
- 第1列底屈
- 第1MP関節の背屈

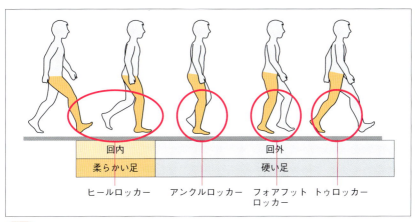

| 回内 | 回外 |
| 柔らかい足 | 硬い足 |

ヒールロッカー　アンクルロッカー　フォアフットロッカー　トゥロッカー

図6 回内・回外運動とロッカーファンクションの相関
回内・回外運動とロッカーファンクションがどのようにかかわり合いながら双方の役割を果たし，歩行を成り立たせているかを理解することは，根源的運動としての歩行を理解するうえでとても重要なポイントである．

ない．踏ん張って，蹴ることができなくなっている．」という誤った理解で歩行が評価されてしまっている現状は由々しき問題であるといえる．歩行は，いかに効率良く衝撃緩衝しながら床から得たエネルギーを推進力に転嫁し，足部の上を体幹が通り過ぎるか，つまり"転がるか"である．歩行における足部機能の正しい理解は，歩行の評価また運動誘導のためには必須であることを再認識したい．

3. 骨盤の前・後傾運動

　歩行サイクルの中で最も重要な相といえるのが，立脚中期からの足部の回外運動である．足部の回外運動が適正に表れない歩行では，第1MP関節の背屈制限が起こり，足部や下肢全体のさまざまな問題を引き起こす．当然ながら，パフォーマンスを著しく低下させることになる．足部の回外運動をより効果的に導き出すための，見落としがちな下肢のリンク機構を紹介する．

　足部の回外運動は，遊脚の前方スウィングに伴う骨盤の回旋からの下行性の連鎖としてすでに紹介している．ところが，骨盤の回旋を意識的に作っても立脚側の脚外旋が表れにくい状態を呈している人が多く見受けられる．このケースの場合，骨盤が前傾したままロックしているような状態であることがほとんどである．なぜ骨盤が前傾したままの姿勢になってしまうのか，いくつかの理由が考えられる．足部の過剰回内や股関節の構造上の問題によって，骨盤を前傾させる連鎖が波及してしまっている場合，そして，もう1つは姿勢を正して体幹アーチを作り歩く，または走ることを"良し"と思い込んでいる場合である．後者は特に日本人ランナーに多く見受けられる．

　骨盤前傾は股関節を内旋誘導し，骨盤後傾はその逆である．骨盤を前傾した状態，つまり股関節内旋位の片足立ちで，遊脚側の骨盤を回旋してもほとんど立脚側に外旋運動が伝わらないことがわかる（図7）．要するに，歩行運動の中で遊脚側の骨盤の回旋時に，骨盤後傾運動が同時に起こる必要がある．正常な歩行連鎖を導くためには，スウィングする脚は股関節からではなく，より根元にある骨盤の後傾方向への初動がカギになる．脚のスウィングを骨盤から送り出せるように導くことが，適正なタイミングでの回外運動を誘発し，フォアフットロッカーの質を向上させ，歩行運動の質を高めることになる（図8）．足部の根源的なシステム"柔らかい足と硬い足＝足部の回内・回外運動"と"転がる足＝ロッカーファンクション"が成り立つために最も重要な相である接地後の回外運動を誘導するためには，足部だけにとらわれることなく身体全体における運動の連なりの理解が必須であるといえよう．

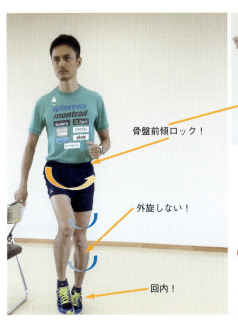
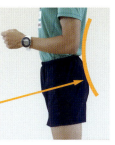

骨盤前傾ロック！

外旋しない！

回内！

図7 骨盤が前傾したままの姿位では脚を振り出したときの骨盤の回旋が立脚の外旋と連鎖しにくい

つまり，足部の回外運動を導き出すことができない．

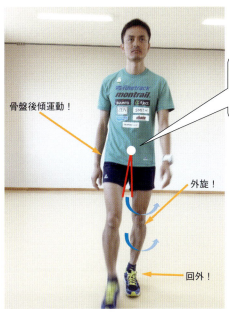

骨盤後傾運動！

おへその下あたりに股間があるイメージで脚を振り出すと骨盤からの運動が導き出しやすい．

外旋！

回外！

図8 スウィングする脚は股関節からではなく，より根元にある骨盤の後傾方向への初動がカギになる

脚のスウィングを骨盤から送り出せるように導く．

3．骨盤の前・後傾運動

4. 動歩行へ導くこと

　通常姿勢における立位・歩行では，身体重心は第 2 仙椎前方に存在することが報告されている．この身体重心線が片足裏内に収まることなく歩くのが動歩行である．このような局面を静的に維持しようとする場合は転倒してしまうが，歩行という動的場面において安定を紡いでいるのが動歩行である．動歩行を制御するのは極めてむずかしいが，でこぼこ道などの予期せぬ環境下にも柔軟に対応できる特徴がある．

　片足裏内に身体重心線を収めて歩く静歩行では身体重心はギザギザと左右に蛇行しながら前方に移動することになるが，動歩行は少ないエネルギーで立脚側の切り替えを起こすことができ，効率的に身体重心を前方へと運んでくれる（図 9）．これを可能にするのは，慣性力という物体の加速と裏返しに生まれる力であり，これには量的な筋力ではなく，タイミング良い瞬間的な速い筋収縮が必要となる．特に立脚初期に生まれる後方への一瞬のブレーキは身体重心を前方に押し出す慣性力を作り出すのに重要であるが，これには骨盤後傾と大腿外旋を伴って下肢が勢いよく前方に投げ出されてヒールロッカーが機能する必要がある．そのためには対側下肢はアンクルロッカーにより引き継がれた前方への勢いを殺さないように，大腿外旋を伴いながらフォアフットロッカーが機能している必要がある．また，前額面上においては立脚初期において身体重心の移動に一瞬のブレーキをかけることで，身体重心を立脚側外側へと牽引する慣性力を生成できるので，動歩行が実現できる．このような身体重心の動きに瞬間的にブレーキをかけるためには，コアスタビリティの活性化が重要となる（図 10）．

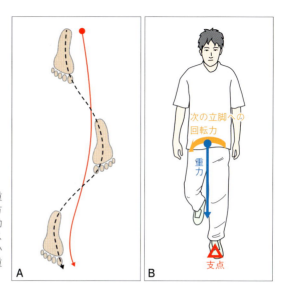

図9 静歩行と動歩行
静歩行（Aの破線）では身体重心が左右に大きく移動して前方へスムーズに移動できない．動歩行（Aの実線）では前方へスムーズに移動が可能であるばかりか，重力が次の立脚へ身体重心移動を助けてくれる（B）．

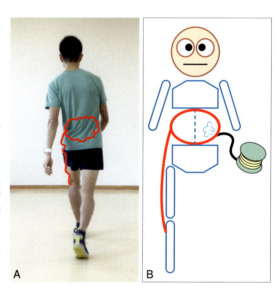

図10 コアスタビリティの活性化と一瞬のブレーキ
コアスタビリティが不活性だとコアユニットに連結する下肢筋膜の緊張も低下し瞬間的なブレーキをかけづらいので，立脚側に身体重心が乗り込んでいってしまう（A）．ゴム風船が張るがごとくコアスタビリティが活性化すると，ごく一瞬のブレーキが効果的にかかる（B）．

4．動歩行へ導くこと

⑥ 運動は紡がれ続ける

1. "立つ"はすでに運動

　静止立位という言葉があるが，われわれ人間は立位において絶対に静止することはできない．2人1組になって立位を正面または横から互いを観察してみよう．肉眼でも容易に見て取れるほどに動き続けていることがわかる（図1）．この地球上に，生体として存在している限り逃れられない法則性として，"常に動き続けている"ということを受け入れなければならない．

　得てして，停止した姿勢に関しては，静的安定性を持ちうる評価基準こそが"良し"とされる風潮がある．「しっかりと，地面を指でつかみ，踏ん張って立てている」「動揺が少なく，安定して立てている」などということが，実しやかにより良い立位の評価として位置づけられている．はたして本当にそうなのか？

　興味深い研究がある．COG（身体重心）を完全に動かないよう骨盤部を固定した場合にCOP（足圧中心）の動揺はどう変化するかという研究である．完全に重心の動揺を固定したにもかかわらず，COPの動揺は増大した（図2）（☞ CHECK！①）．静的安定性を基準とした常識でみると，驚きの結果と

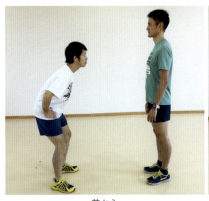
前から

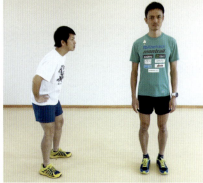
横から

図1 2人1組で立位における動揺を観察しよう

46　⑥　運動は紡がれ続ける

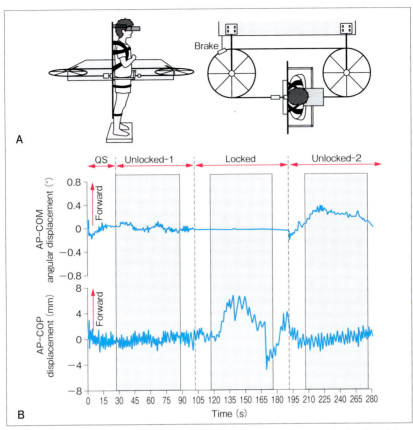

図2 骨盤部を固定し身体重心の動揺を完全に止めた状況でCOPの動揺は大きくなる
(CHECK!①, p197より引用)

　いえる．つまり，立位は"立ち続ける"という運動なのである．
　両足をそろえて，立位姿勢を作るということが，日常の中でどれだけあるだろうか？　この極めて非日常的な立位姿勢を基にさまざまなデータが構築され，人が立つとはいかなることかが語られ続けている．日常では，"立つ"の後には目的にそった運動が必ず待っている．"立つ"はすでに運動である．運動を評価し導く者は，静的安定性という概念にとらわれず，目の前に現れる現象を真摯に受け止めていかなければならない．

CHECK!① Carpenter MG, et al : Shifting the balance : evidence of an exploratory role for postural sway. Neuroscience 171(1) : 196-204, 2010

⑥ 運動は紡がれ続ける

2. 立ち上がり方で歩行が変わる

「では，歩いてみましょうか」と歩行を促し評価を始める．このとき，クライアントは既にこの場所に来るまでに，たくさんの運動を経てたどり着いていることを忘れてはならない．

運動の糸はとぎれることなく，紡がれ続けている．立ち上がりからの運動の質の変化で検証してみることとする．

椅子に腰かけた状態から立ち上がり，しばらく歩行したうえで，パフォーマンステストを行う．歩行の際に，障害物をよけるような課題を設定してもよい．立ち上がり方を2パターンに分けて検証する．

パフォーマンステストは，上肢を挙上する運動に上から抵抗をかけて，運動の質を検証する．並進バランステストで腹圧の変化を検証してもよい．

　a. 立ち上がる際に，膝を外に向けて立ち上がり，動きを止めずに目的の場所まで歩き，その場でパフォーマンステスト
　b. 立ち上がる際に，膝を内に向けて立ち上がり，同様の流れでパフォーマンステスト

運動の変化を感じることができたはずである（図3）．

施術においても，患部にそもそもの原因がないことは多々ある．同様に，確認できた改善すべき運動は，実は患部でありその根っこにある原因は別にあるということになる．リハビリテーション室でクライアントがみせたパフォーマンスの向こう側に何があるのかを想像することが，運動を評価するにおいてとても重要なこととなる．そのためには，"問診"のスキルアップはセラピストとしての質の向上において欠かせない条件であるといえる．

運動は紡がれ続ける．身体の構造的な問題も含めそのバックグラウンドとなるクライアントの"日常"を抽出することが，質の高い運動誘導への架け橋になるといえよう．

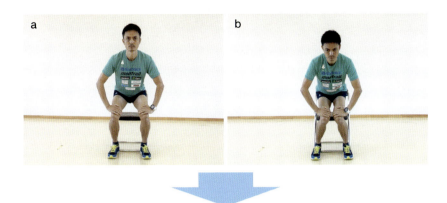

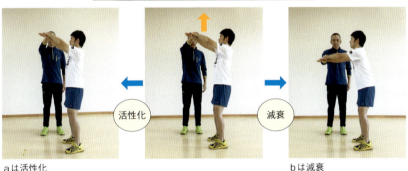

・右手を下に，手を重ねて上肢を持ち上げる運動．
・パートナーは横に位置し，上から負荷をかける．
・腹圧が落ちれば，負荷にあらがうことが困難になる．

図3 運動は紡がれ続ける

評価対象の運動の前に何をしてきたか，どんな出来事があったかなど，問診の中でできるだけ"日常"を抽出することで，アプローチの手法や教師信号の種類もより効果的なものが選択できる．

⑥ 運動は紡がれ続ける

3. スタートラインが始まりではない

　運動はこの世に生を受けたときから，止まることなく紡がれ続けている．生まれ持った構造の違いや生活環境によって，1人ひとりがさまざまな経験をし，膨大な量の感覚を取り込み，そして無意識下で今ある運動をもって生活している．運動誘導に必要なこととして，目の前にある運動の問題はそれ以前に経験していることの答えであるとした．では，いったいどこまでさかのぼればよいのか？　どこを修正すればよいのか？　ということになってくる．

　ヒントは前項で紹介した"立ち上がりからの歩行"の中にある．立ち上がり方1つでそのあとの運動が見違えるように変化するという結果を受けて考えられるのが，抽出したい運動を誘導するために，これまでの流れをいったんリセットし，そのあとの流れを変えていくという施策である．そして，その過程やタイミングをセラピストが提案できるとしたら，教師あり学習におけるより有用性のある教師信号となるのではないだろうか．

　では，どのように紡がれる運動の流れを変えていくかというテーマを，アスリートのケースで考えてみよう．筆者がかかわるアスリートたちから試合後に，結果がいいときは「体が軽く，疲労しなかった」が，悪いときは「体が重く，疲労がはやく，ひどかった」という言葉をよく耳にする．また，事前の調整では「それほど問題を感じなかった」ともいうのである．何が違うのか．

　練習量や練習の質がパフォーマンスに現れるということは当然考えられるが，実はスタートラインに立つまでの一挙手一投足にカギがある．立ち上がり方1つで，連なる運動が変化し，そしてその運動は次の運動へとつながるのだ．つまり，彼らがスタートラインに立つまでにどのような運動を紡いできたかということが，次の運動であるスタートを切った後のパフォーマンスに大きな影響を及ぼすということになる．もし，事前の準備でコアスタビリティが高まるための効果的な運動をセッティングすることができていれば，という発想を携えて運動誘導という課題に取り組んでいくべきであると考え

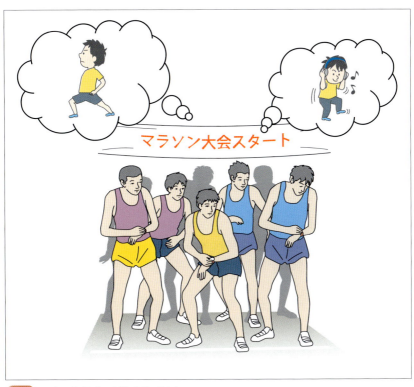

図4 スタートラインが始まりではない
スタートラインに立つまでの運動やさまざまな感覚の積み重ねがスタート後のパフォーマンスに多大な影響を及ぼすことになる．

る．このテーマは次項で取りあげる"ルーティン"を考察するなかで，紐解いていくこととする．

　スタートラインは始まりではない．このことからも，クライアントの運動評価また運動誘導にも，その日その時に，目の前に現れた現象がスタートではないという視点を忘れてならない（図4）．

⑥ 運動は紡がれ続ける

4. ルーティンのすすめ

　ルーティンを取り入れているトップアスリートは少なくない．野球のイチロー選手，陸上短距離のウサイン・ボルト選手，体操の内村航平選手，そして，ラグビーの五郎丸選手にいたっては，ルーティンそのものが社会現象になるほど注目された．

　ルーティンは，主にメンタル面での効果が語られている．五郎丸選手はルーティン自体に集中することで，目的とする所定のエリアにボールを蹴り入れるというプレイを，機械がスイッチを入れて一定の動きをするように淀みなく遂行できるという．

　BiNI approachでは，コアスタビリティの主役である腹内側系を活性化するさまざまな方法を発見し，臨床に活かしている．中でも左右特異性や螺旋性の法則(本書「⑦ 左右特異性と運動誘導」の項を参照)に基づく運動による方法は，その根幹といえる．そこで，五郎丸選手のルーティンをこれらの法則性から紐解くとたいへん興味深い事象がみえてくる．

五郎丸選手のルーティン

1) ボールをセットしてから，右足から後ろに3歩下がる．
2) 左側に振り向き，左足から2歩前進して，3歩目でボール方向に振り返る．
3) 中腰に構え，右掌で下からやや斜め左上に向かって扇ぐような仕草から同じく左上に顔ごと動かし，1度視線を送る．
4) 両腕を抱え込むように肘を曲げ，左手の甲に右掌を，人差し指を立ててかぶせる．
5) 斜め左上に顔ごと動かし，2度視線を送る(2)，6)でも同様に視線を送る動作が入る)．
6) 右足からのバックステップから最後の左足の踏み込みまで8歩で蹴る．

　まず，1)，2)，6)はいずれも1歩目の接地直後が推進しやすい方向に身体重心が移行している．⑦の「1. 非対称歩行(右の通り道，左の通り道)」の

項で紹介している左右特異性から，前に進む場合は左足から，後ろに進む場合は右足からの1歩が直進方向にそれぞれ進みやすい性質を持っている．特に6)は右足のバックステップから始まった運動が，流れるように紡がれ精度の高いキックに導いている．⑥の「2．立ち上がり方で歩行が変わる」の項で解説しているように，きっかけとなる運動がコアスタビリティを活性化させ，その糸が途切れることなく良質なつながりとして表れていると考えてよいだろう．

　3)と5)は螺旋性の法則で語ることができる．3)は肘を屈曲した状態で掌を扇ぐように左上方向に向かって動かし元の位置に戻す．5)も同様であるが，視線の送り方も左斜め上に向け元に戻すという螺旋軸上の運動となる．いずれのルーティンもこの動作を試みた後，並進バランステストやパフォーマンステストで検証すると，見事にコアスタビリティが活性化することがわかる．

　また，4)の場合も右手が上であることで，コアスタビリティが活性化することもはっきりと体験することができる．さて，1)～6)までのルーティンを1つずつすべて反対の条件で行うと，ことごとくコアスタビリティが減衰することを確認できる．

　ここでは，3)～5)を真逆の条件において併進バランステストやパフォーマンステストで検証してみよう（**図5**）．上記の現象を誰もが体感できる．

　このことから五郎丸選手の場合はコアスタビリティが活性化した良好なボディコンディションでボールを蹴っているということが想定できる．

　治療やトレーニングの現場で良好な結果をもたらしたとしても，クライアントが次に訪れた際「先生に治療してもらったときは調子いいんだけどね．」という言葉をきくことは多くのセラピストが経験していることだろう．クライアントが抱える問題はすべからく彼らの日常から起こっている．このように"元の木阿弥"の現象を打開するためには，クライアントの日常に目を向け改善する手立てを模索すべきである．

　BiNI approachでは，ディリーメンテナンス（☞ **CHECK!②**）という考え方がある．クライアントが日々の生活の中で，自らコンディションをケアできる方法を提案していくというものである．構造と機能の問題に直接的

CHECK!② 舟波真一：BiNI Approachの原理⑨．実践編 BiNI Approach, 舟波真一（編），p5, 文光堂，2015

4．ルーティンのすすめ　53

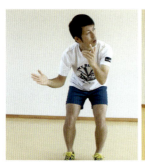 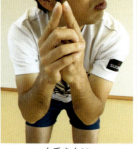 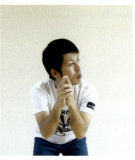

| 右手で扇ぐ | 右手を上に | 左上へ目線 |

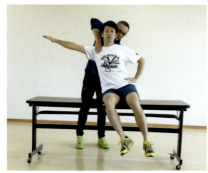 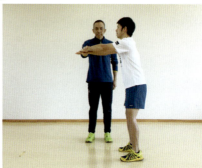

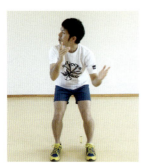 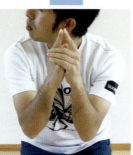 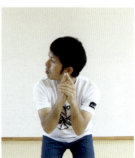

| 左手で扇ぐ | 左手を上に | 右上へ目線 |

図5 五郎丸選手のルーティンはその動作のすべてがコアスタビリティを活性化する要素が入っている

本来のルーティンと真逆の動作との比較で明確な違いを体感することができる．

な効果をもたらすことができる，機能的な足底板を処方することなどはもちろんのこと，簡単に取り入れることができる所作や快適な触刺激によるコアスタビリティの活性化を図るための方法をルーティン化し提案することは，有効な手立てであることはいうまでもない．

　BiNI approach の数々の身体の法則性を使った取り組みは，クライアント1人ひとりに見合ったルーティンの組み合わせをデザインすることが可能である．ディリーメンテナンスの効率を向上させるためにも，積極的に取り組んでいく価値がある．

⑦ 左右特異性と運動誘導

1. 非対称歩行（右の通り道，左の通り道）

　人体において左右対称の部位は，何ひとつない．手足の形，腕や脚の太さや長さ，鏡でみる自分の顔も左右非対称である．内臓の配置に至っては，臓器の中で一番重いといわれる肝臓は右に位置している．構造体としての左右非対称性を持ち合わせているにもかかわらず，運動指導の現場では，いまだに右と左を同じにしていくという価値観が大勢といえよう．

　ここでは，根源的運動である歩行運動の左右非対称性を裏づける興味深い現象を紹介したい．

　被験者は，手を組み体の前に籠をつくり腕に力を入れない状態で構え，まずは左足で立つ．パートナーは，拳を籠に入れて真下に強く押し込むと前に倒れるという力学上のベクトルにあらがえない現象が起きる．次に，右足で立ち同様のテストをすると前に倒れない現象を経験できる．ということは，歩行における左足立脚時には前に進みやすく，右足立脚時には制動がかかることが予測される．次に，制動がかかった右立脚時に被験者の体幹をやや左回旋した状態で上記のテストを行うと，ゴロリと左斜め前方向に倒れる現象が起こる（図1）．つまり，走歩行における右足接地後の身体重心の推進方向は体幹に対しやや斜め左ということになる．

　なお，身体の後ろで手を組み籠を作り同様のテストを行うと，右足立位では，身体は後ろに倒れ，左足立位で動かないという先のテストとは反対の現象が起きる．つまり，バックステップする場合は，1歩目が右足のほうがスムーズに後ろ直進方向に進み，左足の場合は制動がかかることになる．⑥の「4. ルーティンのすすめ」の項の五郎丸選手のルーティンにおけるバックステップは右足から始まるため，"動きやすい方向に動く"というシンプルに動的な歩行を誘発することでAPAが効果的に作用し，コアスタビリティの活性化につながることが考えられる．

　前進するときの法則性を検証するうえで，走るというカテゴリで観察するとたいへん興味深い傾向を確認できる．リオ五輪マラソン覇者のエリウド・

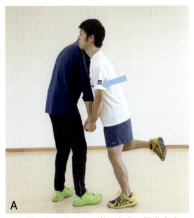
A 左蹴り出し時の通り道は素直に推進方向

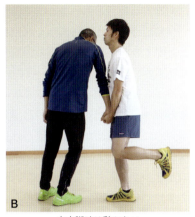
B 右立脚時は動かない

ところが……

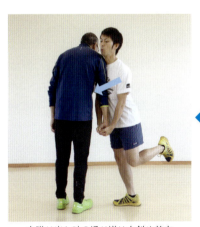
右蹴り出し時の通り道は左斜め前方

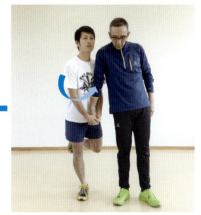
やや体幹を左に向けると……

図1 Aの左片足立ちでは前方に倒れるが，Bの右片足立ちでは動かなくなる
しかし，やや体幹を左に向けるだけで，左斜め前方向に倒れる．つまり，身体重心の軌跡（通り道）は左右非対称であるということになる．ちなみに，左片足立ちで体幹右回旋のときは，動かなくなる．

キプチョゲ選手や10,000m世界記録保持者のケネニサ・ベケレ選手など，トップランナーは右蹴り出し時に体幹を左により大きく回旋するフォームの選手が圧倒的に多い．つまり，右足接地直後の身体重心が移行しやすい方向に体幹を向けているということになる．実際に，右足接地直後に体幹を左側

に回旋する動きを強めると推進力が増すことが体感できる．

　運動誘導でもこの法則性を利用することで身体が求める歩行や走行に導くことができる．つまりは，教師信号を工夫することで，動歩行への誘導がより効率的に行える．例えば，⑤の「3. 骨盤の前・後傾運動」の項で紹介した，骨盤から振り出すイメージで左脚のスウィングを誘導すると，立脚側の右脚の外旋→右足部回外を効果的に誘発することができる．このとき，床反力は瞬間的に右足外側から立ち上がり身体重心を左にはじき出す．左腰からの脚スウィングはカウンターバランスとして，体幹の左回旋を自然に導き出す（このとき，この動きを受入れやすい腕のスウィングもアドバイスするとよい）．必然的に右蹴り出し時の身体重心の推進方向をやや左斜め前方に導くことになる．

　ほかにも，⑨の「6. 左腰タッチで歩行誘導」の項の手法も同様に左骨盤からのスウィングを導けることから，効果的な運動誘導のためのアプローチである．

　走歩行における右足，左足の接地直後の身体が求める進みやすい方向をその裏づけと想定される根拠を理解し，あえて"右の通り道と左の通り道"という簡便なキーワードで教師信号のストックに加えておこう．歩行の評価や身体が求める走歩行へ誘うためのツールとして有効活用することは，左右特異性を用いた有用性の高い運動誘導テクニックである（図2）．

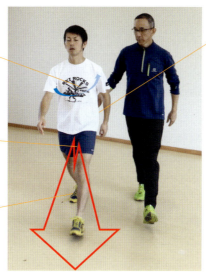

③骨盤からのスウィング運動は，カウンターバランスとしての体幹の左回旋を自然に作り出す．

①左骨盤からのスウィング運動を誘導する．

④右蹴り出し時の通り道である，やや左前方に，身体重心の軌道に自然に誘導される．

②①は足部回外運動を導き出す．床反力は，身体重心を左側にはじき出すほうに作用する．

図2 制動要素が現れやすい右蹴り出し時に左腰スウィングを誘導することで足部の回外運動や体幹の左回旋などを自然に引き出し，より右の通り道であるやや左前方に運動誘導することができる

いわゆる，動歩行が導き出せるということになる．

1．非対称歩行（右の通り道，左の通り道）

2. 螺旋性の法則

　身体構造は左右非対称であり，立位や座位におけるわれわれの調査では上部体幹は左に変位し，肩甲骨は右側が低位であり，腸骨稜や内側縦アーチはむしろ右側が高位であることがほとんどである．

　CTにおける研究から脊柱回旋アライメントにおいても生理的な非対称性があることが報告されており，第2胸椎から第4胸椎までは左回旋位だが，第5胸椎からは右回旋位に転じて，そこから下位椎骨に下降するにつれ右回旋位は徐々に復元していき，第5腰椎でほぼ回旋中間位となるという．脊柱の生理的前・後彎は衝撃緩衝において重要であることが知られているが，複数の生理的側彎と螺旋状の変化を描いて3次元的に衝撃緩衝を担っていると考えるのが妥当であろう．

　この脊柱の回旋アライメントの報告では，完全内臓逆位症においてその回旋アライメントが逆転することから，これらは胸腔・腹腔内器官の左右非対称性に起因したものであると仮説づけられる．

　前額面・水平面上での左右非対称が認められる以上，身体中央を真っ直ぐ縦に走る軸上の動きは身体にとっては非生理学的と考えざるをえない．

　われわれの観察では身体運動は，上部胸郭をやや左に変位させた状態で右肩峰付近から左坐骨結節付近を貫く軸上回転優位であり，これを"螺旋性の法則"と名づけた．この運動軸は結果的に，身体正中線よりやや左に重心位置を持ち，重要なポンプ機能を有する心臓に最もねじれが少なく運動できる運動軸であると考えられる（図3）．

　もし左肩峰から右坐骨結節を貫く運動軸（逆螺旋軸）上で運動すると，その可動域は減少しコアマッスルの働きは下降調整されてしまう（図4）．

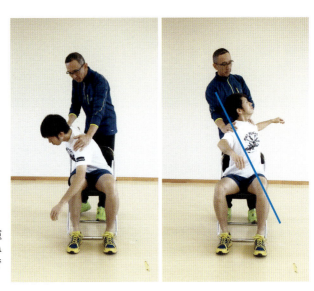

図3 螺旋軸上の運動は心臓のねじれを回避できる

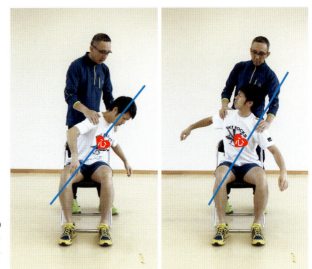

図4 逆螺旋軸上の運動はコアマッスルの働きを減弱させる

2. 螺旋性の法則

⑧ 感じる力

1. 触れる

　BiNI approachでは，"触れる"という行為を特別なものとして位置づけている．クライアントに触れるセラピストの手は遠赤外線や微弱電流を発し，また生命活動の証である振動を有する．これらのエネルギーを，優しくゆっくりと触れるだけで伝播させることができる．このとき，触れているクライアントの部位からも同様のエネルギーのほとばしりがセラピストのそれに呼応して，やがて同期し共鳴する．いわゆる，引き込み現象を治療に活かすことはBiNI approachの根幹であるといえよう．

　このとき，双方には"感じる"という現象が起きているのだが，人の身体には部位によってコアスタビリティの振る舞いに違いが生じることをわれわれは発見した．

　足部の特性を使って，簡単なテストを体験してみよう．母趾球，小趾球，内側縦アーチ，メタターサル，踵外側，それぞれ底面にティッシュペーパーを適当な大きさに裂いて敷き（内側縦アーチが高い場合は適当な大きさで触れる程度にふわりと丸めて使用），脚のパフォーマンステストを行ってみる．小趾球，踵外側ではコアスタビリティが活性化しパフォーマンスが向上し，母趾球，内側縦アーチ，そしてメタターサルでは減衰する結果が表れる．この厚さでは，構造に影響を及ぼすことはない．つまり微細な触刺激だけで起きる現象ということになる（図1）．

　このように，"触れる"でコアスタビリティの活動を一変させるポイントは体中に点在する．BiNI approachではこのような感覚入力位置特異性を"アクセスポイント""減衰ポイント"として整理し，治療に活かす手法として，すでに高い有用性を確認している．無機質なティッシュペーパーの切れ端でも受け入れる側にはこれだけの反応が起きてしまう．ましてやエネルギー体である人と人とのコンタクトにおいては，その影響力の大きさは計り知れない．治療の質，また，運動誘導の質の向上には，必要不可欠な知識であり，結果を導くための最も有効なツールの1つであるといえる．

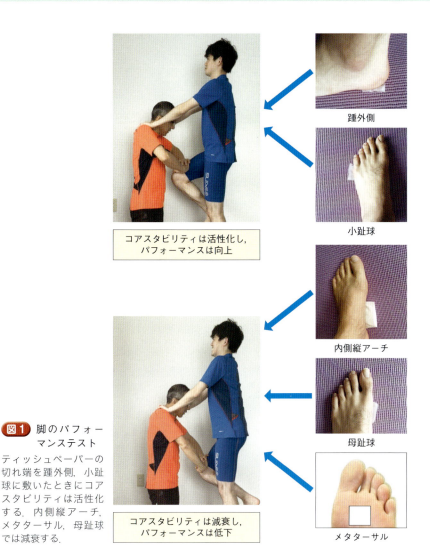

図1 脚のパフォーマンステスト

ティッシュペーパーの切れ端を踵外側、小趾球に敷いたときにコアスタビリティは活性化する。内側縦アーチ、メタターサル、母趾球では減衰する。

（図中ラベル）
- 踵外側
- 小趾球
- 内側縦アーチ
- 母趾球
- メタターサル
- コアスタビリティは活性化し、パフォーマンスは向上
- コアスタビリティは減衰し、パフォーマンスは低下

なるほど！

　コアスタビリティの減衰条件を満たす内側縦アーチ、メタターサルを直接持ち上げるような一般的な足底板、インソールにおいても同様の結果（減衰）が起きる。また、アクセサリーやウェアなど身に着けるもの、アクセスポイント、減衰ポイントへの影響に配慮することは、施術や運動誘導においては有用性の高い知見あるといえる。

1. 触れる

2. 構造を変える

　治療は，構造を変えるという側面を持つ．構造の変化が力学的に運動を変えることはいうまでもないが，その変化は必ず感覚も変えるということを忘れてはならない．すなわち，構造の変化は中枢神経系の振る舞いそのものを変えるということになる．

　再度足部環境の変化で検証してみる．ここでは，やや厚みのある（2 mm程度）ゴム製のパットを前項のティッシュと同様の大きさにカットし，母趾球，小趾球，そして踵に今度は同時に敷いて，前項と同じく脚のパフォーマンステストを行う．すると，コアスタビリティは活性化し，パフォーマンスは良好に表れる．そしてそのまま続けて2回目のパフォーマンステストを行う．今度は，一気に減衰してしまう（ちなみに，2回目以降は常に減衰する）．なぜこのような結果になるのか？　足部の構造と機能，そして感覚入力位置特異性から紐解くことができる．

　1回目の現象は，小趾球，踵，この2つのアクセスポイントからの感覚入力がコアスタビリティを活性化し，瞬間的に減衰ポイントである母趾球のそれよりも優位に働くことが想定できる．結果として，パフォーマンスは良好になる．直後の2回目のテストでなぜ減衰してしまうのか？　足部の構造から考える．母趾球，小趾球に土台を施すことは上からの荷重に対して，第1列と第5列は背屈誘導される．第1列と第5列の背屈は前足部の開帳とアーチの低下を誘発する．そうすると，おのずと後足部へは回内の連鎖が働き，立位における足部の骨構造を崩していくことになる．また，回内することで足部内側，つまり母趾球への荷重も大きくなることから，コアスタビリティの減衰に至る（図2）．

　つまり，いったんはアクセスポイントへの触刺激によってコアスタビリティを活性化するが，構造の大きな変化は結果としてその感覚要素を増し，より優位に継続的に働くことになる．当然にして，コアスタビリティは減衰することとなる．

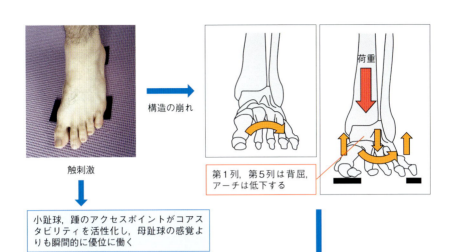

触刺激

構造の崩れ

第1列,第5列は背屈,アーチは低下する

荷重

小趾球,踵のアクセスポイントがコアスタビリティを活性化し,母趾球の感覚よりも瞬間的に優位に働く

1回目は触刺激による感覚入力が優位に表れる

2回目以降は過剰に回内誘導された構造の変化による感覚入力が優位に表れる

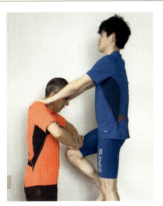
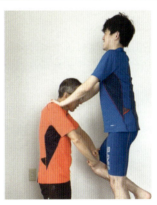

図2 母趾球,小趾球,踵に2mm程度の厚さのパットを敷く脚のパフォーマンステスト
1回目はコアスタビリティが活性化し,2回目は減衰となる.そして,2回目以降に何度テストしても減衰する結果となる."触れる"という感覚入力よりも,構造の変化による感覚の変化のほうが優位に働いていると考えられる.

 セラピストは,骨配列のアライメント調整をはじめ,身体構造の変化を伴う施術や足底板などの処方が感覚を,そして運動を変えてしまう大きな要因となる事実を携えておかなければならない.

3. こころ

　スポーツの現場において，今やメンタルトレーニングは重要な位置づけとなってきている．精神状態によって筋活動やホルモン物質の分泌に著しい変化をもたらすことは周知のことであるが，この"こころ"のありようが変わるということが，どのように運動に影響をもたらすのかということを検証してみたい．

　まずは，被験者のコアスタビリティの状態を確認するために，並進バランステストを行う．左右で確認し，減衰している側で検証していく．いったん被験者は立位に戻り，セラピスト側がベッドに誘導するところから検証作業を開始する．誘導する際に，セラピストは被験者の身体には触れないことを条件とする．

　最初に，セラピストは被験者の目をみて笑顔で，フレンドリーに語りかけベッドに誘導し，並進バランステストを行うとコアスタビリティが活性化することが確認できる．

　次に，同じ条件でセラピストが不機嫌な表情を作り「ここに座って」というやや命令口調に近い空気感で座位を促すとテストでは著しく減衰する現象を経験できる（図3）．また，マスクをして顔の表情がみえない状態で誘導した場合も減衰してしまう傾向にある．

　いったい，何が変化してしまったのか？　体に触れる以前に，セラピスト自身の立ち居振る舞いや発する教師信号が，そして，こころのありようが，クライアントのこころに"不信，不安，警戒"などのネガティブな感覚を募らせる結果となり，コアスタビリティの減衰を招いてしまったということは想像に難くない．施術や運動誘導時にクライアントと共有する空間作りは，むしろ最も重要な環境設定であるといえよう．

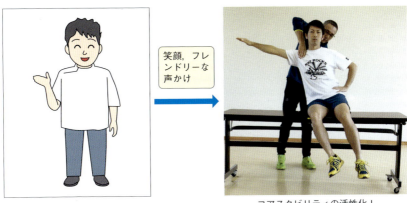

笑顔, フレンドリーな声かけ

コアスタビリティの活性化!

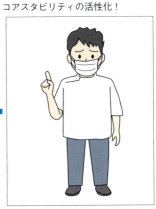

不機嫌な顔, マスクをしたままの声かけ

コアスタビリティの減衰……

図3 並進バランステストの評価方法

減衰している側に, 笑顔やフレンドリーな声かけなどで誘導して並進バランステストを行った結果, コアスタビリティは活性化する. 同様に, 不機嫌な顔やマスクをした状態で表情をみせない, またはやや命令口調あるいは暗いイメージでの声かけで座位誘導してテストを行うと減衰する.

> **なるほど!**
>
> マスクは, 衛生上必要なアイテムであるが, 表情がみえないことによって, クライアントのこころと体は無意識下でネガティブな状態になりやすいと考えられる. クライアントを迎えるときには, 可能であればいったんマスクを外す, または下にずらして, 笑顔で迎えてあげよう. この行為が, クライアントのコアスタビリティを活性化し, 体を変え, 運動を変えることになる.

4. 感覚入力の優位性

　触刺激，構造の変化，またこころの変化によって，コアスタビリティの状態に明確に差異が現れることを確認できた．これは，感覚入力の質がパフォーマンスの良し悪しに密接にかかわっているということを物語っている．

　このことから，徒手的介入はもちろんであるが，運動を誘導する際にもセラピストは感覚入力の質を提供する側であることを忘れてはならない．ここでは，触る，構造を変える，こころを変えるを比較し，感覚入力の優位性という観点から"感じる力"をより深く考察していく．

　まずは，足部へのアプローチで検証する．後足部を固定し，前足部を外反，第1列を底屈させながら軽く抵抗がかかる程度に絞りあげる．これによって，アクセスポイントである小趾球，踵への触刺激も入り，かつ構造的にも一時的に足部骨配列がより結束を強め，安定した構造に導くことができる．いったん立位をとり（構造の変化による感覚入力を促すため），あらためて座位誘導から並進バランステストを行うと，コアスタビリティの活性化を確認することができる（図4）．

　次に，上記と同様に触刺激，構造の変化によるコアスタビリティが活性化した状態を作り，立位からベッドに座る際に，前項で紹介した機嫌の悪い表情や命令口調での声かけなどで誘導し，並進バランステストを行ってみる．これによって，明らかに減衰する現象を確認できる．比較するために，マスクを外して表情をみせる，明るい口調で誘導するなど，印象の良い教師信号に変えて検証すると，逆の現象が起きることが確認できる．

　「2．構造を変える」の項の検証では，触れるよりも，構造を変えるほうが結果としてコアスタビリティの振る舞いを変える力が大きかったことが確認できた．しかし，こころの変化は構造の変化の感覚を簡単に更新してしまうことが確認できる．ここで運動誘導にとって肝となる，"こころ"の視点を整理することとする．

　クライアントに対する指導者やセラピストの態度や言葉のイントネーショ

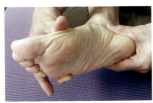
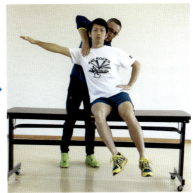

コアスタビリティの活性化!

- 小趾球,踵への触刺激
- 足部の骨格アライメント調整
  いずれもコアスタビリティは活性化

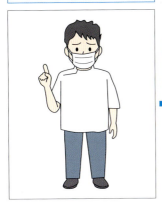
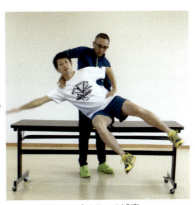

不機嫌な顔,マスクをしたままの声かけ

コアスタビリティの減衰……

図4 こころの変化は体と運動を変える

触刺激や骨格アライメント調整による活性化の情報よりも,身体に触れることすらしなくても,セラピストの立ち居振る舞い1つでクライアントのこころは良くも悪くも実に簡単に,明確に変わってしまう.

ン,表情,その佇まいすべてが,教師あり学習における教師信号にほかならない.そしてそれは,必ずクライアントの報酬系に作用し,良くも悪くも強化学習のスイッチを入れてしまう.根源的なものも含め表出される運動のすべては,更新され続ける強化学習の"果て"にあると考えてもよいだろう.教師側が意識的に放つ目的達成のための教師信号以外に,教師が無意識下で纏ってしまっている教師信号(表情や言葉の質,身だしなみなど)も直接的に,

4. 感覚入力の優位性　　69

強く，早く，クライアントのこころにアクセスする．そのタイミングと量によっては，それまでの学習の流れを一変させる力を持つといえよう．

このように，強烈なイニシアチブを発揮するこころの変化にアクセスする教師信号は，指導者やセラピストにとっては最強のツールとなる．しかしながら，その教師信号の中身が，基礎的な身体構造や機能の理解さえなく，迷信や思い込みで構築されたものであっても，クライアントの報酬系には良し悪しの分け隔てなく取り込まれてしまうという危険をはらんでいるのである．まさに，諸刃の剣ということになる．

素晴らしい笑顔，心地よい話術でクライアントにとって最高に居心地の良い環境設定を作り，こころの力を賦活したとしても，具体的な目的達成のための教師信号の中身が，身体構造を崩すものであれば，負の連鎖はシロアリのように身体をむしばみ，結果として身体運動は過剰な代償を積み重ね，さらなる身体構造の負の変化を生み出してしまう．そして，強化学習され，その人の生活環境そのものとなってしまうのである．

感覚入力の優位性を駆使するためには，即時的な判断，未来を担保するための判断を履き違えないよう，教師信号の質やバランス，そしてタイミングなど適材適所，繊細にコーディネートされなければならない．

いずれにしても，こころの力は絶大であり，なにより最もコントロールしがたい力である．このことからも，指導者そしてセラピストは深く正しい知見に裏づけられた教師あり学習のノウハウを構築していく義務があると切に思う（図5）．

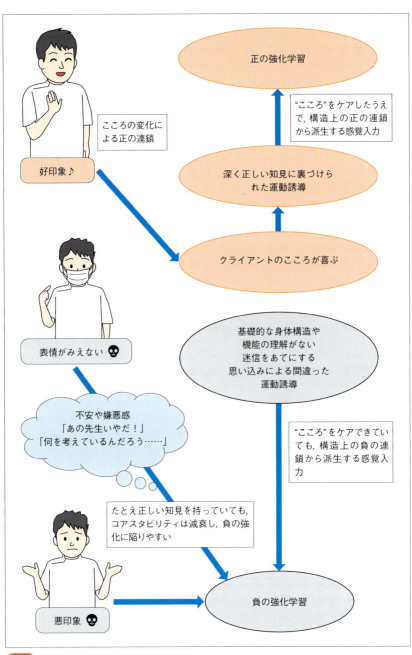

図5 感覚入力の優位性を駆使する方法

4. 感覚入力の優位性

1. そうさせるのではなく，そうなってしまう運動誘導

　BiNI approach が掲げる考え方の根幹として運動生成という概念がある．運動は作るもの（運動制御）ではなく，達成する目的のために"感覚"というファクターを起点として自然に起こり，現れるものだという位置づけである．

　運動誘導をいかに効果的に成立させるかは，教師信号の質とそのバリエーションの豊富さにかかっているといっても過言ではない．"そうさせるのではなく，そうなってしまう"現象を引き出すためには，クライアント1人ひとりのさまざまな個性に適合する，効果的な教師信号を情報量やタイミングを鑑み，効果的に選択し続けなければならない．

　ここまで，運動誘導についてさまざまな視点から検証し，新たな提言を積み上げてきた．この章では，それらを生かした運動誘導に有効な実践的なアプローチを，根源的運動である歩行に絞って紹介していく．

　運動誘導の重点ポイントとして以下の点に配慮している．

1) できるだけ，改善したい部位を意識させないように心がける．改善したい部位の動きが，結果として改善されていくことを目指す．
2) 評価するときも，また誘導するときも，セラピストは切り取った運動のイメージを持たないようにする．みる側，誘導する側は必ず流動的な運動のイメージを持って臨む．
3) その人にとっての"大きく動く，たくさん動く"を導き出すことがポイント．ただし，クライアントが，「えい，やぁっ！」と思い切るような節目を作ってはならない．流れの中で大きくたくさん"動いてしまう"ことを導き出すための運動イメージを提供することが必要である．
4) なによりも，楽しく笑顔になれる空間作りを心がける．

　教師信号の優劣は，経験させる強化学習の成否を裏づける直接的な要因となることを改めて肝に銘じ，取り組んでいくことが必須である（図1）．

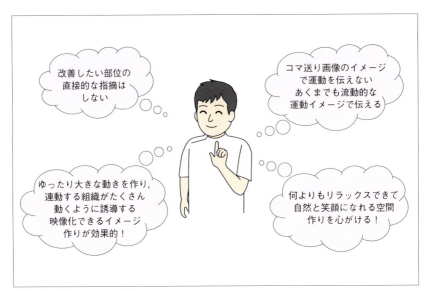

図1 運動誘導のポイント

2. 左足から接地

　構造の問題と生活環境によって作り出されたクライアントの悩みを是正するためには，生活環境を変えていくことが必要になる．歩行の質を高めることは，それ自体が日常を変え，生活環境そのものを変える力を持つ．

　歩行トレーニングは，高齢者や子ども，トップアスリートレベルにおいても身体や運動に悩みを持つすべての人に有効である．根源的な運動として取り上げてきた歩行に焦点をあて，クライアントを誘導するセラピストの視点で，さまざまな教師信号を検証していく．

　筆者がクライアントに必ず心がけてもらう動作から紹介する．それは，歩行における1歩目を左足から踏み出してもらうということ．いかに"動歩行に導くか"ということが，歩行誘導のポイントとなる．左足からの1歩は，高い確率で動歩行のスイッチを入れることができる．

　アプローチのコツとして，クライアントに左足からの歩行をしばらく行ってもらった後，いったん立位に戻り右足から踏み出す歩行を経験してもらう．右から踏み出す歩行はほとんどの場合，強い制動を覚え"前に進みにくい，足が重い"などのリアクションを確認することができる．常に比較することで自覚を促すとよい．

　この現象は，⑦の「1. 非対称歩行（右の通り道，左の通り道）」の項に記したように左足接地後の身体重心の軌道がほぼ正面に向かうベクトルを持つことから，左足接地から始めることによって足部のロッカー機能などで増幅された推進エネルギーをストレスなく並進運動に変換することができる．しかし，右足からの1歩は，身体重心の"通り道"が左斜め前方であるため，正面に進む意識が強い1歩目では意識の方向と実際に進む方向が不一致なため，結果としてこのような現象が起きることが想定できる（図2）．アスリートや健常者であれば，走行で確認するとより明確に違いを感じることができるので，試してみるとよい．

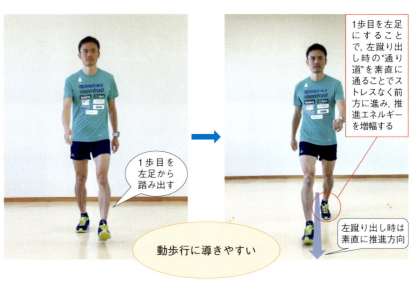

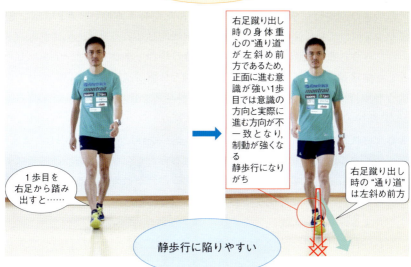

図2 運動は紡がれる法則があるので推進しやすい運動が継続される

⑦の「1．非対称歩行（右の通り道，左の通り道）」の項で解説したように，左足接地後の身体重心の進行方向は正面，右足接地後は左斜め前であることから，前に推進しやすい左足からの1歩は，推進する運動から始めることができる．

2．左足から接地

3. 2本のレールの上を歩く

　動歩行は，⑤の「4. 動歩行へ導くこと」の項で解説したように，片側支持脚足部上から身体重心が常に逸脱した関係性を紡ぎ続ける運動である．しかしながら，歩行運動に問題があるケースでは多くの場合，片側支持脚足部上に身体重心が重なるような軌道を呈する．支持基底面に身体重心をいったん停滞させるような歩行は，同時に下肢のアライメントへの負の連鎖を生むほか，身体内部に保存された運動量は結合組織の硬度を高め，運動性を減少させることとなる．

　このような歩行に現れる現象として，あたかも1本のレールの上に，右足左足を置いていくような歩様がある．代表的なところでは，デュシェンヌ歩行にみられる前額面上の体幹動揺が起きる場合，またアスリートをはじめとした健常者にもよくあるケースで，体幹と骨盤の逆回旋が強い場合もそのような歩行になる．いずれも，足部の回外誘導が困難になり，離床時の第1MP関節の機能的背屈制限を誘発し，ロッカーファンクションが有効に機能しない状態に陥ることになる．足部は，柔らかい足のまま（回内したまま）歩行サイクルのすべての相を担わなければならなくなり，下肢，ひいては全身に問題を引き起こす要因を蓄積してしまうことが考えられる．

　ここで，シンプルに片側支持脚足部上から身体重心を逸脱させる教師信号を紹介する．

　左右の足を1本のレールの上に置いていくのではなく，左右のつま先から延びる2本のレールをイメージしてもらい，左は左，右は右に接地する歩行に導く方法である．このとき，軽くジャンプして自然な歩隔を作ることから始めるとよい．そして，忘れてはならないのが左足からの踏み出しである．ツイストの大きい歩行の場合は，右足から踏み出すケースがほとんどであるため，最初は違和感を伴うが，このセットは強い矯正力をもって動歩行に導く力を持つ．また，レールをイメージする際には遠くまで延びている意識で視界を作るとさらに効果が期待できる（図3）．

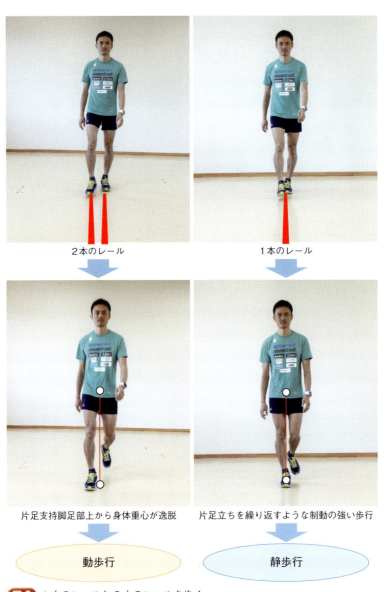

図3 1本のレールと2本のレールを歩く

2本のレールをイメージすることで，片側支持脚足部上から身体重心が常に逸脱し続ける，動き続ける歩行，動歩行が現れる．正中線から延びる1本のレールの上を歩くような歩行は，制動の強い片足立ちを繰り返すような歩行，静歩行に誘導される．

4．肘を曲げ，腕を振る

　歩行にとって，上肢や体幹の運動は動的バランスの維持や，推進エネルギーを作り出すための重要な役割を担っている．問題のある歩行においては，上肢や体幹の動きにも停滞が生まれるケースが多々見受けられる．"腕の振り"を使ったエクササイズで上体の動きを導き出す方法を体験してみよう．

　立位の状態で，肘を曲げ切り，肩甲帯を意識しながら腕を振る．このとき，左肘をしっかり曲げ切る意識を持つとよい．振り子のように力を抜いて，左肘を後ろに引くときにカウントを始める．肩甲帯が柔軟に動き出す感覚を体感できるはずである．ここでも，相反する運動として肘の角度を直角に近い状態で腕を振る運動と比較をすると，体幹が固くなり肩甲帯は動かなくなることがわかる（図4）．

　前出の肩甲帯が自然に動き出す腕振り運動を続けながら，膝の屈伸運動を加え，バウンドする意識で床からの圧力情報を取り込む．リズミカルに身体各部位の動きが同期してきたら，このまま歩き出してみる．このとき，左足からの1歩，そして2本のレールのイメージを持つことが可能であれば加えてみよう．さらに，運動が自然になってきたらそのまま脱力するように手を下ろし，通常歩行に移行してみる．歩幅や歩行速度が変わることが確認できるはずである．比較するために，肘を直角に曲げた歩行や1歩目を右足でなど逆の動きで検証すると，制動要素が大きい停滞感の強い歩行になってしまうことを体感できる．わかりにくい場合は，パフォーマンステストなどで，運動の質を検証すると明確な違いを確認できる．

　クライアントに伝える場合は，一度に伝えるのではなく，順序立てて受け入れ具合をみながら教師信号を加えていくとよい．運動は，全身がしなやかに波打つような動きが理想であるいえよう．下肢が動くということは，さまざまな部位にその運動エネルギーが波及する．動きたがる組織を止めてしまうような静的な姿勢維持などは，論外である．

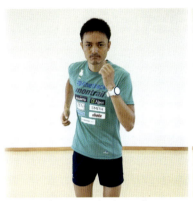
腕をたたんだスウィング

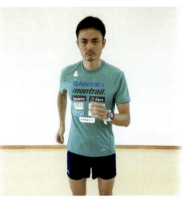
腕の角度が直角に近い状態でのスウィング

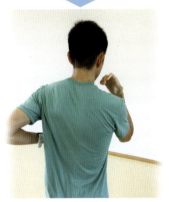
肩甲帯が動く　　　　　　　　　　肩甲帯は動きにくい

歩行　　　　　　　　　　　　　　歩行

推進，軽い　　　　　　　　　　　停滞，重い

図4 下半身はタイヤ，上半身はエンジンとアクセル

腕のスウィングを強めるとおのずとストライドは伸びる．下半身の動きを上半身が作っているというイメージを持つとよい．そのためには，体幹は柔軟にたわみ，肩甲帯のグラインドが重要なポイントになる．

ちなみに，世界のトップランナーには，肘を曲げ，肩甲帯がグラインドするフォームの選手が圧倒的に多い．

5. 補助はどちらに位置する？

　歩行の補助をする際にセラピストの位置取りによって，クライアントのコアバランスが変化する現象を紹介する．ここでも2人1組になり，まずは背が高いほうが補助役となって，背が低い被験者の左側に寄り添い，体に触れずに誘導する．その流れで座位をとり，並進バランステストを行ってみる．すると，コアスタビリティが活性化していることが確認できる．次に，互いに位置を変えて同様の手順で検証すると，逆に減衰することがわかる．そして役割を交代し，背が低いほうが誘導する側になって，同様の検証をすると真逆の結果になることが確認できる(図5)．

　この現象を，⑦の「2.螺旋性の法則」の項で解説した螺旋性の法則に照らし合わせると，興味深い仮説を立てることができる．説を裏づけるために，螺旋軸上(左斜め上と右斜め下)で交互に視線を向けたときと，反対の軸上で(右斜め上，左斜め下)で同じ行為をしたときを，並進バランステストで比較すると，螺旋軸上で視線を向けたときにコアスタビリティが活性化する．補助する側・される側いずれにしても螺旋軸上に対象者の頭部が位置していることでコアスタビリティが活性化するということになる．

　置き換えてみると，背が高いほうの人が左に位置し補助役になった場合，背の低い被験者にとっては左斜め上に補助役の頭部が位置することになる．背の高さは，互いが相対したときに認知されることから，顔を動かすことなく無意識下で頭部の位置を感知していることにもなる．螺旋軸上で運動を起こすことはもちろんだが，頭部が"この位置にある"という認知だけでも，神経システムは見事にコアスタビリティを活性化する．セラピスト，クライアント双方がよりボディバランスが整った状態で相対することができるこの法則を，臨床の現場において使わない手はない．

> **なるほど！**
> マラソンランナーのレース中の位置取りなどにも活用できる．

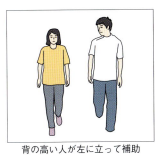

背の高い人が左に立って補助

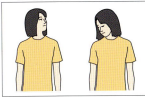

螺旋軸上の運動として左上をみて，右下をみる

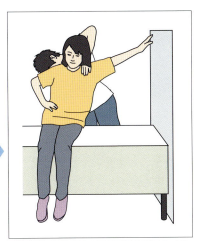

並進バランステストでコアスタビリティは活性化する

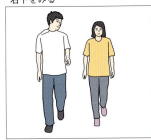

背の高い人が右に立って補助

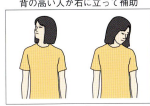

右上をみて，左下をみる

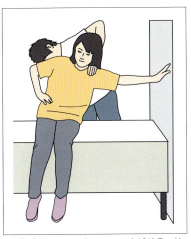

並進バランステストでコアスタビリティは減衰する

図5 螺旋性の法則から螺旋軸を運動軸とした動きで左上をみるもしくは右下をみる行為はコアスタビリティを活性化する

立つ位置も双方の位置関係が螺旋軸の向きに頭部があることで無意識下において，同様の現象が起きていると想定できる．

5. 補助はどちらに位置する？

⑨ 歩行誘導に効果的な教師信号

6. 左腰タッチで歩行誘導

　骨盤のスウィングは，その回旋運動以上に立脚中期における足部の再回外に貢献することをすでに記述した．骨盤の前・後傾運動を促す教師信号で，走歩行の質を改善していく方法である．

　前項で行った，歩行補助の応用編と考えて取り組んでほしい．ただし，この場合，位置取りは身長の高低にかかわらず左に位置する．セラピスト側の背が低い場合は，クライアントに螺旋軸上で左上，右下交互に視線を向けてもらってから，スタートするとよい．

　セラピストは，クライアントの左腰に軽く指先を触れ歩行を促す．このときに，プッシュする意識を持たないように心がける．あくまでも，一緒に寄り添い歩くことがポイント．押さずにタッチ感覚でサポートする．

　コアスタビリティを活性化する左足からの1歩目も誘導しやすいことから相乗効果が期待できる．クライアントの歩行がリズミカルかつ身体各部の運動が同期したら，手を放して1人での歩行を経験してもらう．動いているうちに制動を覚えるようであれば，再度左腰に手を添え，繰り返す．軽やかに推進する感覚が重なり，良質な強化学習となることが期待できる．

　このアプローチは左腰にタッチするというところが最重要ポイントである．これを右腰タッチで一連の流れをやってみると，1人で歩くよりも制動が強くなる．当然ながら，並進バランステストやパフォーマンステストにおいても右タッチの歩行誘導ではコアスタビリティが減衰することがわかる（図6）．

　骨盤の前・後傾運動を導くために有効な手法，"左腰タッチの法則"として携えておくとよい．

　アスリートには，左腰タッチで歩行からランニングに移行するまで並走し，グライダーを離陸させるイメージで解き放つような誘導が効果的である．歩行から全力疾走までをグラデーションのように意識づけることがポイントである．

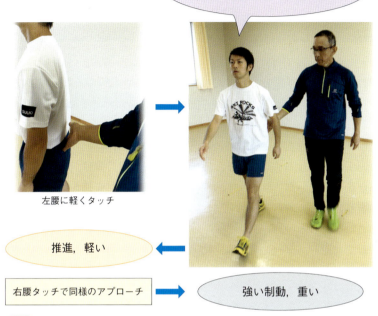

図6 左腰にそっと手を触れる

決して後ろから押すことをせずに一緒に歩くだけで，左骨盤からのスウィングを導くことができる．逆に，右腰のタッチから同様のことを試みると1人で歩くよりも強い制動を感じることになる．

7. 手をつなぐ

　歩行誘導の際に手をつなぎ運動の補助をすることも少なくない．ここでは，クライアントのパフォーマンスの質を高めるための，"手のつなぎ方"を紹介する．

　補助される側の右手を持つ場合は，本人の右掌を前に向けた状態で，補助役が左手をかぶせるように握る．逆に，左手をつなぐ際は，補助される側の左掌が後ろを向いた状態で，補助役は右手を前に向けて握る．

　つまり，どちらも右掌は前を向き，左掌は後ろを向いた状態でつなぐということになる（図7）．

　そして，逆のパターンでも実際に一緒に歩きながら検証してみると，ここでもほとんどの場合，明確な違いを体感することができるだろう．当然ながら，並進バランステストやパフォーマンステストでもその違いは確認できる．

　この現象も，螺旋性の法則でその違いを確認できる．まずは，右掌は前を向き，左掌は後ろで，螺旋軸上に体幹を左上，右下と回旋してみる．次に，逆の条件で回旋してみる（ここは座位で下肢の代償を除いた状態で行うとよりはっきりと体感できる）．螺旋軸上ではいずれもスムーズに動くことができるが，逆の場合はいずれも可動域も少なくなり，運動自体が窮屈になることがわかる．もちろん，並進バランステストも前者はコアスタビリティの活性化，後者は減衰となる．

　この法則性を活用する際は，先に紹介した位置取りと合わせるとさらに相乗効果が期待できる．

　ちなみに，キャリーバックを引くときも右手で引く場合は順手，左手では逆手で引くとコアスタビリティが活性化し，スムーズな歩行が現れることが確認できる．

　このように，螺旋性の法則は柔軟な発想を持てば，さまざまな場面で応用できる．教師信号のバリエーションを増やしていくために，起点になる知見であるといえよう．

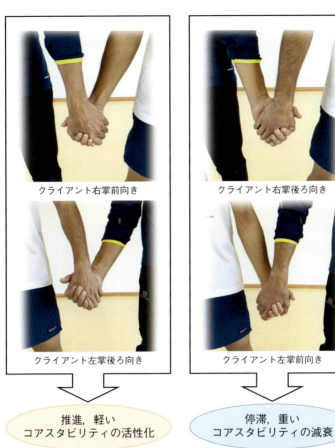

| クライアント右掌前向き | クライアント右掌後ろ向き |
| クライアント左掌後ろ向き | クライアント左掌前向き |

推進，軽い
コアスタビリティの活性化

停滞，重い
コアスタビリティの減衰

動きやすい，可動域も広がる　　動きづらい，可動域も狭くなる

図7 クライアントの左手を握る際は右掌を前向きに右手をつなぐ
左掌を後ろ向きにして握ることで双方のコアスタビリティが活性化し，歩様の改善がみられる．キャリーバックを持つときなどにも応用できる．

7. 手をつなぐ

8．視界を広げる

　アスリート達から，「調子がいいときは，景色がよくみえる」という言葉をよく耳にする．ここでは視界の作り方と運動の質の変化について考えてみる．視覚には，運動に先立ち何がどこにどのようにあるかを，必要な情報として瞬時に取り込むという重要な役割がある．

　視界の違いによるパフォーマンスの変化を検証する．目標物を決めて凝視した場合と視界を広げ空間の中の目標物として認識した場合とで，並進バランステストを行う．前者ではコアスタビリティが減衰し，後者では活性化することが確認できる．つまり，視界の作り方によって情報を取り込む質と量が変わり，そこに連なる運動そのものが変わってしまうということが想定できる．

　少し広いスペースを使って，簡単な障害物競争で検証してみる．条件として，スプーンにピンポン玉を載せて落とさないように運ぶという課題も加え，さらに障害物をよけるという設定で行う．競争で，ビリになった人に「視界を広く，ゴールを視界に入れながら……」という教師信号を与え再度レースを行うと，よほどのことがない限り劇的にスピードが変わり，順位が上がる．

　1回目では，手元のスプーンや障害物を凝視することを繰り返していたため，"早くゴールに到達する"という目的から逸脱した運動になってしまった．しかし，2回目は視界を広く持ち，さらにゴールを視界の中で意識づけすることで，より多くの情報を運動に先行し取り込むことで，目的を達成するための効率的な運動を身体が選択したということになる（図8）．

　歩行誘導の際にも「広く，大きくみていきましょう！」などとシンプルで直接的な表現ができ，高い効果も得られることから，有用性の高い教師信号といえる．屋外などでは，「良い天気で，空が広くみえますね」などと自然と視界を広くすることができれば，さらなる効果が期待できる．

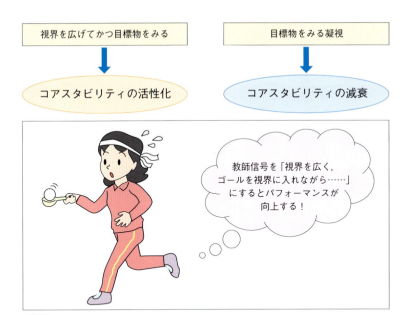

図8 凝視する行為はコアスタビリティを必ず減衰させる

視野を広く，情報をたくさん取り込む中で目標物をみると活性化する．このことから，運動の目的として視界を広く持つということに意識を向けるだけで，パフォーマンスの向上が期待できる．

⑩ 幹が変われば枝葉が変わる

1. "根幹"につながる教師あり学習戦略とは？

　"根幹"という言葉がある．「物事の最も重要な部分，物事の大もと」という意味を持つ．身体，そして身体運動の根幹は何かという考えに立ち戻ってみる．大地に広く，深く根ざし，地球から命のエネルギーをくみ上げる"根"，そして"幹"は太く高く，膨大な量の枝葉を伸ばし，育み，そしてその役割を支え続ける．身体運動にとっての根幹は，この世に生まれ，誰に教わるでもなく，そして誰もが自然に手に入れる，立つ，歩くなどの根源的運動であると考える．やわらかな身体が，地球という環境とやり取りする中で脳が発達していくのである．

　本書では，運動の質を高めるための施策として，指導者やセラピストは成果をもたらしたい運動そのもの，つまり枝葉の部分へのアプローチにフォーカスしてしまいがちであること，またそのようなプログラムが大勢を占めてしまっていることに警鐘を鳴らしてきた．本来，われわれの動きは，筋肉や身体を意識する瞬間などなく，教師なし学習戦略によって蓄えた根源的運動が根幹である．その根源的運動を昇華させるための教師あり学習戦略がどうあるべきかを考えることこそ，指導者のやらなければならないことであると訴えてきた．この最後の章では，具体的にその"根幹"へどのようにアプローチしていくか，アスリートへのかかわり，またパフォーマンスの検証作業における取り組みから提案する．

　かかわっているクロスカントリースキー選手からの聞き取りの中で，よく耳にするのが，ポールワークの際の筋力不足である．海外の選手は筋力があるから，ポールで地面を押して身体を前に進めるパフォーマンスに優れているというのである．そこで，海外の有名選手の滑りと日本人選手の滑りとの比較をしてみると，別の競技であるようにさえみえる根本的な体の使い方の違いが確認できた．

　クロスカントリースキーのスーパースター，ペッター・ノートグ (Petter Northug) 選手のパフォーマンスには，人という構造体の理想的な運動がみ

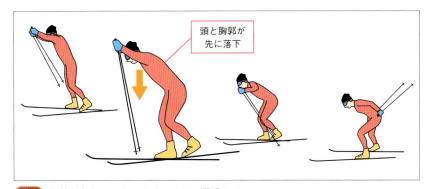

図1 海外有力クロスカントリースキー選手のパフォーマンス
頭や体幹が落下するような運動から，上肢もその質量や慣性が有効に使われている．伸び上がる姿勢も，推進エネルギーを生む．

てとれる．2本のポールを同時に振り下ろし推進させる運動において，必ず頭と体幹が大きくしなやかに先行し，下方に向かう．身体を折るというよりは，いったん上昇した頭と胸郭のユニットが高い位置から落下する動きが先にみえる．まるで，腹部に入っているボールの空気を一気に抜くように上体を落下させる．そして，上肢はその動きに連なり，少しのタイムラグをもってこちらも落下しながら，最後の最後でアシストするようにアウターマッスルを発動させ，ポールに位置エネルギーや体幹，腕の質量を活かしその力を伝えている．そして，腕を後ろに放り投げるようにポールを振り切った直後，バウンドするように体幹が起き上がり，その勢いは身体重心を前方にはじき出し，ここでも推進力を増幅させる（図1）．対して，日本人選手の多くにみられる運動は体幹を固定したような姿勢を維持し，腕を振り下ろす，強く押すという随意性の高い運動によって身体を推し進めるという使い方である．また，体幹が起き上がる際も次に振り下ろす腕への意識が強く，起き上がる運動を推進運動として活かしきれていない様子も観察できる（図2）．

　上肢の使い方にも大きな違いがある．日本人選手は肩の屈曲・伸展運動の要素が強いのに対し，ノートグ選手は肘を深く曲げ，脇を開けて肩甲帯がグラインドするように上腕の内・外旋運動がはっきりと現れている．後者のほうが前方に体を押し出す力が力学的にも働く（図3）．どんな運動がより自分の身体を次のスペースに押し出すことができるかを，本能的に選択しているといっていいだろう．

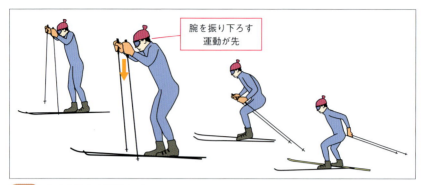

図2 多くの日本人選手のパフォーマンス
腕の力を振り下ろす，強く押すという随意性の高い運動がみられる．身体が起き上がる運動も，活かしきれていないケースが多い．

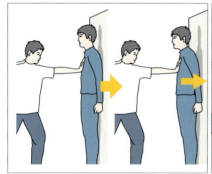

図3 上肢の使い方の検証
肩の伸展運動より肩甲帯のグラインドを意識した上腕の内旋運動のほうが，強く体を前に押し出す力があることがわかる．海外有力選手の上肢の運動は後者になる．

　また，日本人選手は子どもの頃から板に重心を乗り込ませる指導を受けている場合が多い．多くの選手がやはりこの傾向にある．この場合，支持脚足部上に身体重心が乗り込むことで運動に停滞が生まれる．法則的にこのような動き方ではコアスタビリティは減衰するため，地面を押す力も小さくなり，推進するためのエネルギーを十分にもらえないことになる．

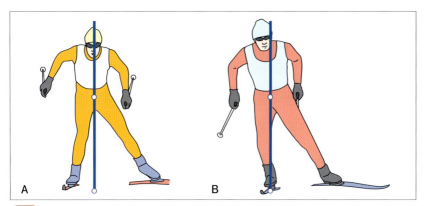

図4　身体重心と床反力ベクトルが逸脱することで運動は自動的に生成される
海外の有力選手はギリギリのところで立脚側に重心を乗せない，動的安定性を維持している（A）．かたや，日本人選手は小さいころから板に重心を乗せることを指導されていることもあり，身体重心と床反力のベクトルを重ねる運動を選択する場合が多い（B）．運動としては床反力自体も減少し，静的要素が強くなる．つまり，前に進むという運動効率は低下する．また，この姿勢は先回りシステムの減衰も予測される．

　ノートグ選手をはじめとする海外の有力選手では，身体重心を板の上にはぎりぎり乗りきらないスタンスをとる様子がうかがえる．つねに板より中央よりに身体重心が存在することで，次の支持脚への身体重心移動のための回転力が生まれ，コアスタビリティも活性化して，床から大きな力をもらい続けることができる．いわゆる，床反力ベクトルと身体重心が逸脱し続ける運動が生成されるための絶対条件を満たしているということになる（図4）．

　彼の身体が選択している運動はことごとく，効率的に前に進むための条件を兼ね備えているということになる．重力をうまく利用しながら床から大きな力をもらうことができる，見事に調和しながら作られた理想的な運動だといえる．このことからも日本人選手がパフォーマンスに劣る理由として筋力不足を主な要因として解釈してしまうことは，安直なとらえ方だといわざるをえない．

　この問題は，あらゆるスポーツ，または臨床の現場においても重要なテーマとなるはずである．めざす運動が成り立たないことから，"○○運動の主動作筋である○○筋を鍛える"という発想に直結するのではなく，運動の効率を生体力学・神経科学の両視点も踏まえ，豊かな発想力で，状況に見合った教師信号を駆使し対峙していくべきである．

2. 身体は"楽ちん"を選び続ける

　子どもや動物は筋力トレーニングをしない．しかし，非常にしなやかで，バネがあり，その運動は時に頭の固い大人たちを超えていく．これまでに述べてきた脳の腹内側系という経路で構成された先回りシステム（APA）によって支えられるコアスタビリティが，四肢末梢の動きを保障しているがゆえである．四肢末梢を効率的に動かせることこそ運動パフォーマンスであり，スポーツなどはその典型例である．その背外側系に調整される四肢の動きを保証しているのが腹内側系の先回りシステムであり，コアスタビリティであり，腹腔内圧である．運動の本質は，そこにあるはずである．

　興味深いことに，筆者の元を訪れるクロスカントリースキー選手はほぼ全員，並進バランステストにおいて，左右ともに深刻なコアユニットの減衰を確認できる．そして，軒並み肩甲帯の硬度が高く，動きが悪い．彼らに施すアプローチは走歩行の改善と，コンディショニングトレーニングのとらえ方をより身体が求める運動に昇華させていくアプローチである．

　走歩行においては，本書で紹介している，左足からの1歩や2本のレールのイメージ，肘を曲げ切り腕を振るエクササイズからの歩行など，走歩行の質を高めることに注力する．そして，多くの場合，その場でコアスタビリティは活性化し，肩回りの可動域も改善される．また，日常生活から取り組むことで運動効率にも良好な変化が期待できる．

　コンディショニングトレーニングについては，オーソドックスな筋力トレーニングで，まず以下の検証をしてみる．

1) 頭の後ろに手を組み，膝が前に出ないように，ゆっくりと上下動を繰り返すオーソドックスなスクワット運動をやった後に並進バランステストを行う．
2) コアスタビリティのトレーニングでもあるとされる体幹トレーニングでは，代表的なエクササイズであるダイアゴナルを実施後，またはオーソドックスな腹筋運動をやり並進バランステストを行う．

1），2）のいずれの場合も，コアスタビリティは著しく減衰することが確認できる．

3) 1) と比較するためのスクワットではプロレスラーのトレーニングでも有名なヒンズースクワットを，踵は浮いてもよく，膝は楽な位置に曲げて，良い条件で行う．そして上肢を振り上げるように反動をつけ立ち上がり，そこから落下するイメージでしゃがみ込む．さらにバウンドするように床反力を利用して，同じく立ち上がり運動を繰り返す．そして，並進バランステストで検証する．

4) 2) の体幹トレーニングと比較するトレーニングとして，腹筋運動を腕を伸ばし，あおって反動をつけ起き上がり，後ろに倒れこむように仰向けになり，背中が床でバウンドする力（床反力）を使って，より楽に起き上がる運動を繰り返す．そして，並進バランステストを行う．

3），4）のいずれの場合も，コアスタビリティは活性化し，かつ目的とする部位への負荷も確認できるはずである．

前者1），2）に共通することは，身体運動として理にかなっていないということである．運動のかたちをわれわれが細かく規定して負荷をかけて行う筋力トレーニングや，動きを止める静的な体幹トレーニングのほとんどは，コアスタビリティを減衰することが確認できる（図5）．

後者3），4）は，いかに効率的に目的の運動を達成するかということを体現していることになる．筋肉は絶対に単独で働くことはない．全身の筋肉が，課題とする運動において最も効率的な協調のネットワークを選択し続けるのである．当然ながら，パフォーマンスの向上を目的としてかかわったアスリートたちには後者を推奨している．また，どうしても筋肥大を目的とした高負荷の静的トレーニングをしなければならない場合は，その後には，仕上げとして3），4）にあるような，身体運動の協調性を高めるトレーニングで仕上げることを提案している．

同じ重さでも長いものは速く回転させづらい反面，その動きを止めたときには大きな力を生む．したがって例えば腹筋運動のときには振り上げた上肢は肘を完全に伸ばすことなく畳んで，筋活動を最小にして速く振り下ろし，肘を伸ばしながらその動きに急速なブレーキをかけることで，大きな力を体幹が起き上がるパワーに転換することが力学的に効率的である．また起き上がった体幹を今度は床に対して落下させてあげると，体幹のばね弾性が体幹

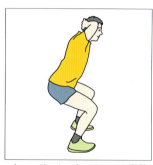
オーソドックスなスクワット運動

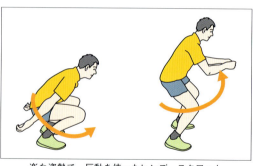
楽な姿勢で，反動を使ったヒンズースクワット

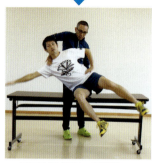
コアスタビリティの減衰……

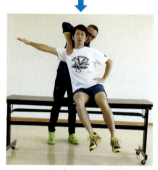
コアスタビリティの活性化！

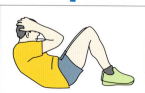
オーソドックスな腹筋運動

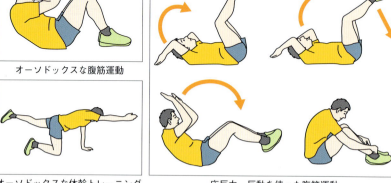
オーソドックスな体幹トレーニング　　　床反力，反動を使った腹筋運動

図5 筋肉は単独では絶対に働かない
床反力や腕や脚を使って反動をつけ自然の摂理の力を有効に使い，より効率的な筋活動を経験させることで，筋の協調性を引き出すことで，コアスタビリティは活性化する．

を再び起き上がらせることを助けてくれる．このような効率的な運動を行う仕組みは元来身体に備わっており，本能的に楽に，強く，速く，安全にを選択し続けている．

　このような元来備わっている根源的運動に立ち返る呼び水となる教師信号をどのように与えていくのか，その引き出しを持つことがわれわれには求められている．どのような特異的運動であっても，根源的運動が利用されないことはない．したがって，教師信号を有効に利用しながら根源的運動を人間が持つ本来の運動へ回帰させることは，幹を豊かにすることであり，幹の本質が豊かであることは，その枝葉をも豊かにする．つまりあらゆる応用的・特異的運動をも効率的な運動に転換しうる素地を作る．

　身体が求める運動に回帰させるためのアプローチの優れている点は，触れる，構造を変える，こころを変えるというあらゆる角度から中枢神経系に働きかけることでもある．指導や治療の場において教師あり学習の位置づけをあいまいにせず，むしろ最も重要なファクターとして深く考え，取り組むことがクライアントへの質の高いアプローチを提供できることになるはずだと，われわれは考えている．

　"体が運動を選んでいる"事実を受け止めるのである．脳で意識的に制御できる部分など極々わずかである．大脳皮質の呪縛を解放する方法は，ここにある．人が人の動きを制御してしまっていいわけがない．根源的運動を昇華させるための言霊を送るだけである．運動はその体に返さなければならない．同じ場所に留まってはならない．

　留まるな，解き放て！

索 引

● 欧文 ●

α運動ニューロンプール　28
APA　22, 28, 56, 92
BiNIアプローチ　6
BiNI理論　6
COG　46
COP　46

● あ ●

アクセスポイント　62
アライメント　65
アンクルロッカー　40
アンロック　36

● い ●

意識的　24
痛み　14
インソール　63

● う ●

運動イメージ　31
運動学習　11
運動学習戦略　10
運動生成　23
運動戦略　24
運動の糸　48
運動評価　16
運動誘導　14, 30, 56, 62, 72
運動連鎖　19

● え ●

笑顔　66

液性機構　4

● お ●

横足根関節　36

● か ●

回外運動　36
開帳　20
回内運動　36
外乱　30
外力　9
外力変換器　34
過回内　14
踵接地　26
学習戦略　11, 88
下肢バイオメカニクス　19
硬い足　36
形と仕組み　26
感覚受容器　34
感覚入力　68
感覚入力位置特異性　62
感覚入力の優位性　68
環境　36
感じる力　62
慣性力　44

● き ●

記憶　10
機能的背屈制限　76
逆位相　6
逆螺旋軸　61
協応構造　32
強化学習　11, 69, 72

教師あり学習　10, 22, 69, 88
教師信号　13, 22, 24, 58, 66, 72, 95
教師なし学習　10, 88
距骨下関節　26, 36
筋力トレーニング　92

● け ●

肩甲帯　78, 92
肩甲帯のグラインド　90
減衰ポイント　62

● こ ●

コアスタビリティ　28, 50, 56, 62, 80, 90
こころ　66
骨盤後傾　42
骨盤後傾運動　42
骨盤前傾　42
骨盤の回旋　37
骨盤の前・後傾運動　42, 82
五本指ソックス　19
コマ送り　17
固有結合組織　2
転がる足　40
根源的運動　10, 23, 40, 56, 88
コンディショニングトレーニング　92

● さ ●

先回りシステム　28, 92
左右特異性　52, 56
左右非対称性　56

● し ●

視界　86
自己組織化　12
自己組織化理論　12
自己組織的　8

指導法　16
シナジー　32
重力　33
衝撃緩衝　36
触刺激　55, 64
神経科学　6
神経振動子　34
身体運動の協調性　93
身体重心　2, 44, 46
身体図式　24
身体の法則性　55
振動　62

● す ●

随意性　16
随意性の高い運動　89
随意的　16
推進エネルギー　74
スタートライン　50

● せ ●

制御　16
静止立位　46
生体力学　6, 22
静的課題　24
静歩行　45, 75
脊髄　32
接地期　36
先行随伴性姿勢調節　22, 28
前足部の開帳　64

● そ ●

足圧中心　46
足底板　63
足部機能　36

● た ●

第1中足趾節（MP）関節　40, 76

第1列　36, 64
体幹アーチ　42
体幹トレーニング　93
第5列　64
立つ　46

● ち ●

知能端末　35

● つ ●

ツイスト　14
紡がれる運動　50

● て ●

停滞感　31
ディリーメンテナンス　53
手のつなぎ方　84
デモンストレーション　31

● と ●

同位相　6
同期　6
統合的運動生成概念　2
統合的自己組織化　6
動的　2
動的課題　24
動歩行　44, 74
トゥロッカー　40
特異的運動　10

● な ●

内側アーチ　36
内側縦アーチ　60, 62
内部モデル　10

● に ●

ニューロン　6

● の ●

脳幹　28

● は ●

背外側系　92
ばね弾性　93
パフォーマンス　42
パフォーマンステスト　20, 48, 62, 78

● ひ ●

ヒールロッカー　40
引き込み現象　34, 62
非対称歩行　56
左足から接地　74
左足接地　74
左腰タッチの法則　82
左の通り道　56
ピッチ走法　17

● ふ ●

フォアフットロッカー　40
腹圧　28
腹腔内圧　92
腹内側系　28, 92
フットパフォーマンス　20
触れる　62

● へ ●

並進運動　26
並進バランステスト　48, 66, 80, 92

● ほ ●

報酬系　13
法則性　9
歩隔　76
歩行サイクル　76

歩行システム　36
歩行補助　82
歩行誘導　72
ほぞ継ぎ構造　38
歩幅　78

● み ●

右の通り道　56

● む ●

無意識下　28

● め ●

メタターサル　62
メンタルトレーニング　66

● や ●

柔らかい足　36

● ら ●

楽ちん　31，92
螺旋軸　61，80
螺旋性の法則　52，60，80

● り ●

立脚中期　36
リンク機構　42

● る ●

ルーティン　52

● ろ ●

ロッカーファンクション　40，76
ロック　36

● わ ●

話術　70

検印省略

身体(カラダ)が求める運動とは何か
法則性を活かした運動誘導

定価（本体 2,500円＋税）

2017年 5月 9日　第1版　第1刷発行
2019年10月 1日　　同　　第2刷発行

著　者　水口　慶高・山岸　茂則・舟波　真一
発行者　浅井　麻紀
発行所　株式会社 文 光 堂
　　　　〒113-0033　東京都文京区本郷7-2-7
　　　　TEL（03）3813-5478（営業）
　　　　　（03）3813-5411（編集）

Ⓒ 水口慶高・山岸茂則・舟波真一, 2017　　　印刷・製本：広研印刷

ISBN978-4-8306-4553-2　　　　　　　　　　Printed in Japan

・本書の複製権，翻訳権・翻案権，上映権，譲渡権，公衆送信権（送信可能化権を含む），二次的著作物の利用に関する原著作者の権利は，株式会社文光堂が保有します．
・本書を無断で複製する行為（コピー，スキャン，デジタルデータ化など）は，私的使用のための複製など著作権法上の限られた例外を除き禁じられています．大学，病院，企業などにおいて，業務上使用する目的で上記の行為を行うことは，使用範囲が内部に限られるものであっても私的使用には該当せず，違法です．また私的使用に該当する場合であっても，代行業者等の第三者に依頼して上記の行為を行うことは違法となります．
・[JCOPY]〈出版者著作権管理機構 委託出版物〉
本書を複製される場合は，そのつど事前に出版者著作権管理機構（電話 03-5244-5088，FAX 03-5244-5089，e-mail : info@jcopy.or.jp）の許諾を得てください．